CHARLOTTE LEGRIS

Je lâche prise pour maigrir !

EDITIONS ESI

Sommaire

Introduction 7
Faites le point sur votre histoire personnelle 9
Trouvez votre poids de forme 15
Déterminez votre profil gustatif 21
Changez vos habitudes alimentaires 27
Établissez votre pyramide alimentaire 33
Dites non aux régimes miracles 39
Écoutez votre faim 45
Les interdits sont interdits 51
Repérez les pressions extérieures 57
Relativisez 63
Apprenez à gérer vos émotions 69
Apprenez à vous mettre en valeur 75
Fatigue et surpoids 81
Chouchoutez votre couple, aimez votre corps 87
Combattez l'ennui plutôt que les kilos 93
Apprenez les goûts, les textures et les odeurs 99
Petits exercices de méditation culinaire 105
Allez au marché 111
Le sport pour se réconcilier avec son corps 117
Privilégiez la convivialité 123
Conclusion 129

Introduction

Le premier réflexe qui nous vient à l'esprit, lorsque nous voulons maigrir, est de suivre un régime, donc de nous contraindre, par un savant décompte de calories, à manger moins. Cela revient parfois à suivre une méthode fantaisiste qui fonctionne à court terme, certes, mais dérègle nos habitudes alimentaires et nous apporte des carences. Or, forcer la nature de son rapport à la nourriture est inutile et mène, plus ou moins rapidement, à l'échec de l'amincissement.

Face à cela, il est nécessaire de trouver une autre solution. Pourquoi ne pas commencer par s'intéresser plus profondément à son rapport à l'alimentation ? Pourquoi ne pas essayer de comprendre ce qui nous pousse à manger au-delà de notre faim et ainsi réapprendre une relation saine, une relation de plaisir avec la nourriture ? Il suffit de regarder autour de soi pour constater que souvent, les personnes minces sont celles qui ont un rapport simple à la nourriture, sans interdits, fait de plaisir et, surtout, de bon sens.

Le lâcher-prise, qui fait ses preuves au quotidien en psychologie, peut aussi facilement s'appliquer spécifiquement à notre rapport à l'alimentation.

Vous apprendrez dans les pages qui suivent à chasser la frustration, à retrouver la pleine conscience de ce que vous mangez, à mieux connaître vos envies et vos émotions et surtout, à respecter et écouter votre corps pour mieux lui donner ce dont il a réellement besoin.

Faites le point sur votre histoire personnelle

« C'est avant tout une quête de soi dont il est question dans l'apprentissage ou la redécouverte du véritable plaisir à manger, à déguster, celle de la gourmandise pour remplacer la gloutonnerie. Mais aussi la découverte de toutes les émotions qui vous gouvernent et qui vous définissent en partie. »

Stéphane Clerget, *Les Kilos émotionnels*

Témoignage

« Quand j'étais petite fille, c'était la sortie de la guerre. Mes parents ont beaucoup manqué de vivres, notamment pour mes frères aînés, pendant cette période, et je crois que le retour à un semblant de normalité les a poussés à beaucoup me gâter. J'avais le droit de manger entre les repas, de faire des dîners entiers de sucreries. Un vrai rêve pour une enfant ! Aujourd'hui, il m'apparaît clairement que mes parents soignaient leur culpabilité d'avoir eu du mal à nourrir leurs autres enfants pendant des années. J'ai compris cela plus tard, quand mon mari est décédé brutalement alors que nous étions encore jeunes. Je me suis mise à grossir sans m'arrêter. La solitude, le soir, une fois les enfants couchés, me pesait tellement ! Mes meilleurs compagnons étaient le chocolat et la télévision. Et puis, un jour, j'ai rencontré celui qui est devenu mon deuxième mari. Il a su deviner quelle femme j'étais vraiment, derrière mes nombreux kilos superflus. Et, bizarrement, ayant quelqu'un à qui raconter ma journée, j'ai oublié le chocolat. J'ai repris en moins d'un an mon poids "d'avant", sans m'en rendre compte. En étant juste à nouveau amoureuse, en ayant quelqu'un à qui plaire, en

ayant chassé l'ennui de ma maison. De la magie. Depuis, les années ont passé, mon mari est toujours à mes côtés, et je crois pouvoir affirmer que les seuls kilos repris sont ceux de l'âge, discrets, presque plaisants. Les kilos du malheur et de la tristesse se sont bel et bien envolés. »

Françoise, 72 ans.

Un peu de théorie

Nourriture et état psychique : les liaisons dangereuses

La façon que nous avons de nous alimenter est intimement liée à notre moral, qu'il soit au beau fixe ou qu'il atteigne les profondeurs. Effectivement, de nombreux états d'esprit peuvent nous pousser à nous alimenter d'une manière qui n'a pas de rapport avec nos besoins réels. Le dérèglement alimentaire (à ne surtout pas confondre avec les pathologies du comportement alimentaire, anorexie et boulimie) peut être dû à un ennui naissant de l'inactivité subie (le chômage par exemple), ou bien un autre type d'ennui dû à une situation personnelle ou professionnelle insatisfaisante, une sorte de lassitude de l'existence. Ce dérèglement peut également être dû à un sentiment de vide affectif, amoureux et/ou amical (deuil, séparation), à des angoisses persistantes, à un manque inexpliqué de quelque chose ou à un épuisement de fond.

Ce dérèglement peut avoir les deux effets opposés. D'une part, les aléas de l'existence peuvent provoquer chez certains une perte d'appétit suffisamment importante, pour que cela se ressente sur leur poids. C'est ce qui arrive quand on a l'estomac noué en permanence, ou des soucis si importants qu'ils prennent toute la place dans l'esprit. On en oublie même de se nourrir. D'autre part, il peut arriver, et c'est plus fréquent, que les gros soucis de la vie amènent à s'alimenter de manière disproportionnée par rapport à ses besoins. La nourriture devient alors non seulement un substitut, un refuge, mais également un compagnon, un anxiolytique, etc.

Hauts et bas de la vie, hauts et bas du poids

Pour connaître le statut de son propre appétit et s'interroger sur son rapport à la nourriture, il est important de se poser un certain nombre de questions. D'abord, il faut retracer approximativement sa courbe de poids depuis l'enfance et la superposer, si cela est possible, à la courbe de votre moral, en évaluant les bons moments et les épreuves de votre existence.

En premier lieu, vous pouvez observer la linéarité de ces courbes. Y a-t-il des pics, positifs ou négatifs, sur les deux courbes ? Ces pics se trouvent-ils aux mêmes moments ? Pouvez-vous repérer un changement d'attitude face à la nourriture à ces moments-là ?

Prenez les choses dans l'ordre. Quelle stature aviez-vous, étant enfant ? Comment viviez-vous votre apparence par rapport aux autres ? Quels sont les moments de la vie où votre poids a changé ? En prenant ou perdant du poids ? Qu'avez-vous ressenti par rapport à la nourriture pendant les périodes difficiles de votre vie, si vous considérez en avoir vécu ? Avez-vous, à certains moments charnières, eu des envies soudaines et fortes de certains types d'aliments ? Quels types d'aliments ? (En général, plutôt du gras et du sucré dont le goût est plus réconfortant.) Connaissez-vous le désir de vous « remplir » quand tout va mal ?

Toutes les réponses à ces questions vous permettront d'esquisser un portrait de vous dans votre rapport à la nourriture.

Enfin, pour aller plus loin, il est intéressant de réfléchir à son rapport à ses parents, et notamment à sa mère.

Histoires d'enfance, histoires d'éducation

Le premier désir de tous les bébés, c'est celui de se nourrir. Pour cela, il se tourne instinctivement vers le sein de sa mère. De là, naît un triangle fondamental : celui de la mère, de l'enfant et de la nourriture. La mère et l'enfant utilisent la nourriture comme un vecteur affectif très important. En d'autres termes, l'un dit à l'autre qu'il l'aime et inversement via son assiette. Mais c'est aussi, pour la mère comme pour l'enfant, un moyen d'exercer son autorité, de montrer son opposition, de s'affirmer comme un individu différent, une personne à part entière. Un enfant qui refuse la nourriture que lui donne sa mère exerce un chantage, donc un pouvoir sur elle, en se mettant en danger. Et une mère qui nourrit son enfant plus que selon ses besoins veut peut-être lui dire et lui redire son amour, pour tout type de raisons.

De ces histoires d'enfants naissent les histoires d'adultes. Il y a fort à parier qu'un enfant dont les parents ont consolé les chagrins en lui offrant un morceau de chocolat se réfugiera dans la consommation de sucreries, à la première peine de cœur.

Il est important de retracer sa propre histoire, de savoir qui on est par rapport à la nourriture qui emplit nos vies, quel rapport nous avons eu avec nos parents quand nous étions plus jeunes, afin de mieux se placer par rapport à elle et d'avoir un comportement alimentaire dédramatisé et de mieux lâcher prise par rapport aux tourments qui influent sur la perception de nos besoins alimentaires.

À RETENIR

Notre alimentation est liée à notre état d'esprit. Trop ou pas assez, nous mangeons souvent en fonction de notre situation sur l'échelle du bonheur. Tous les sentiments négatifs font naître des comportements alimentaires déréglés et brouillent nos vraies sensations de besoin. La nourriture est alors oubliée ou au contraire surinvestie, comme un instrument de consolation, de diversion, etc.

Il est important de déterminer son profil. Quel rapport à la nourriture avons-nous ? Quelle est notre propre histoire par rapport à ce besoin vital ? Décelons-nous un rapport entre les aléas de l'existence et notre manière de nous alimenter ? Avons-nous des automatismes de repli vers les sucreries ? Pour mincir en lâchant prise, il est nécessaire de connaître son rapport à l'alimentation.

L'enfance joue un rôle primordial. Parce que l'enfance façonne l'adulte que nous serons, il est souvent intéressant de se pencher sur le rapport que nos parents (en particulier notre mère) nous ont fait établir avec les aliments. Était-ce un enjeu de pouvoir ? D'affection ? De récompense ? Comment reproduisons-nous aujourd'hui pour nous cette utilisation symbolique de la nourriture ?

Trouvez votre poids de forme

« Heureusement qu'ils ne fonctionnent pas, les régimes ; sinon, depuis le temps qu'on en fait, il y a longtemps que nous aurions atteint le but ultime : le poids zéro ! »

Isabelle Sorente

Témoignage

« Quand j'avais 20 ans, je pesais 52 kg pour 1,70 m. Ce n'était vraiment pas beaucoup. Je ne me sentais pas bien dans ma peau. Je n'étais pas très sûre de moi et je me trouvais relativement maigrichonne… surtout quand je comparais mon physique de planche à pain à celui, bien plus avantageux, de mes amies. Mais avec les années et la croissance, je me suis remplumée d'une petite dizaine de kilos et aujourd'hui, 5 ans plus tard, je regarde les photos de l'époque avec une certaine nostalgie. Je me trouve jolie.

Je rêverais de retrouver ce poids que j'avais étant plus jeune, avec l'assurance, la sagesse et la conscience de mon corps en plus. Mais je sais que dans la famille, les femmes atteignent en général leur poids définitif et cessent de grandir à l'âge que j'ai aujourd'hui. Il est inutile de tenter de me battre contre des moulins à vent, je sais que, quoi que je fasse, je reviendrai toujours à mon poids actuel, inévitablement. L'avantage, pour le moment, c'est que je peux aussi me laisser aller à une certaine gourmandise, je sais qu'en faisant un petit effort dans les jours qui suivent mes agapes, je retrouve très facilement ce poids. Peut-être en sera-t-il de même pour mes grossesses ? Mon corps me signifie assez vite quand je suis trop lourde : je souffre immédiatement des genoux. Et puis, je me sens gonflée, au niveau du visage, surtout.

Bref, j'adorerais retrouver les attaches fines de danseuse de mes 20 ans, mais mon corps dit non et je n'ai plus qu'à l'accepter. »

Marianne, 25 ans.

Un peu de théorie

Un outil d'évaluation objectif, l'indice de masse corporelle

Il existe un outil d'évaluation du poids qui permet, en un seul chiffre, d'évaluer le rapport poids/taille d'une personne. En effet, tenir compte seulement du poids n'a pas de sens si on ne l'associe pas à la taille. Quelqu'un qui pèse 70 kg pour 1,50 m n'aura pas du tout la même corpulence que quelqu'un qui pèse 70 kg pour 1,80 m ! Et pas la même santé non plus...

Ce chiffre est l'indice de masse corporelle, un repère nécessaire pour pouvoir se comparer à une norme, une moyenne, en un seul chiffre. Il se situe généralement chez l'adulte de 20 à 65 ans entre 20 et 25. Cette fourchette est souvent donnée pour indiquer qu'en dessous et au-dessus de celle-ci, la santé de la personne est potentiellement mise en danger, connaissant un risque accru de maladies cardio-vasculaires, de fatigue chronique, de vieillissement prématuré. Mais la fourchette est large et même si au premier abord, ces calculs peuvent sembler un brin normatifs, ils ont en fait une simple valeur indicative et médicale, pour nous mettre sur la bonne voie dans la recherche du poids de forme, qui est, pour la plupart d'entre nous, situé dans cette fourchette.

C'est un outil intéressant mais dont il faut aussi savoir se démarquer, pour comprendre quel est notre poids idéal, selon d'autres critères. En effet, le poids de forme ou « set point » n'est pas seulement mathématique et le trouver nécessite aussi un peu d'autoanalyse, de compréhension de son histoire, de son hérédité et de son état psychologique.

Tenez compte du contexte

Le contexte est tout d'abord génétique. Le poids de forme d'une personne n'est pas défini seulement selon ce que préconise le corps médical avec la fourchette de l'IMC, mais il est aussi défini selon des prédispositions familiales.

Ainsi, l'IMC de la Française moyenne se situe autour de 23, quand celui des top models est plutôt autour de 16. Il faut des caractéristiques génétiques hors du commun pour avoir cette corpulence. En résumé, une personne aura un poids de forme plus ou moins élevé, selon la lignée dont elle est issue.

Le contexte, c'est aussi la pression sociale qui existe autour du poids, dont il faut tenir compte pour mieux l'écarter. Ainsi, selon le GROS (Groupe de réflexion sur l'obésité et le surpoids), une enquête européenne de 1991 effectuée sur 16 500 étudiants montrait que 55 % de ceux qui avaient objectivement un poids normal (selon ce fameux IMC) se trouvaient trop gros. Attention donc aux influences extérieures pas toujours très éclairées.

Enfin, le poids de forme peut changer au cours de la vie, selon les âges. Le poids qu'une personne avait à 20 ans n'est plus forcément son poids idéal à 50 ans : les grossesses, la modification du métabolisme et de l'anatomie (le gain naturel de masse graisseuse au détriment de la masse musculaire), la ménopause peuvent être passées par là et la corpulence nécessaire au bon fonctionnement de l'organisme n'est plus forcément la même.

Privilégiez votre ressenti par rapport à une prétendue norme

Vous l'aurez compris, il ne faut pas chercher à atteindre le poids que nous rêvons de faire, mais trouver le poids que notre corps désire faire. Encore une fois, il faut écouter son corps, ses sensations, ses douleurs, sa condition physique.

Voici quelques grandes questions dont les réponses peuvent faire bouger le curseur du fameux poids de forme.

Avez-vous l'impression de vous nourrir correctement, en accord avec vos besoins, ou bien en cédant à des envies pressantes ? Déjà, avoir bonne conscience, ou non, selon son type de consommation alimentaire est un bon indicateur.

Ensuite, connaissez-vous, à partir d'un certain poids, certains troubles physiques ? Des douleurs lombaires, articulaires ? Souvent, la morphologie est construite de telle manière qu'elle tolère une certaine prise de poids, mais pas au-delà, et le fait ressentir par des douleurs.

Avez-vous certaines difficultés à faire de l'exercice, à suivre les autres quand ils marchent dans la rue d'un pas soutenu ?

Et enfin, la question la plus subjective, qui demande la recherche la plus honnête en soi : quand vous vous regardez dans la glace, que ressentez-vous ? Avez-vous l'impression de vous reconnaître, vous aimez-vous ? Si oui, quels que soient les kilos autour de vos hanches, vous avez peut-être trouvé votre poids de forme.

Le poids de forme n'est pas le poids rêvé, celui qui vous fait fantasmer et dont vous vous dites qu'il vous faciliterait la vie, mais celui dans lequel vous vous sentez en accord avec votre corps.

À RETENIR

L'IMC, un indicateur normatif… mais intéressant. L'indice de masse corporelle peut, au premier abord, sembler très normatif : il distribue les bons et les mauvais points selon un rapport poids-taille évalué d'après une moyenne. Pourtant, il peut être utile de s'y pencher. En effet, l'IMC est un bon indicateur de l'état de santé d'une personne et des risques encourus. Il est cependant à relativiser.

D'autres facteurs déterminant le poids de forme. Les facteurs sont nombreux pour déterminer un poids de forme. Il y a d'abord les prédispositions génétiques, mais aussi l'âge de la personne. Et il faut veiller à ne pas se laisser influencer par des pressions sociales autour de la minceur, pour ne pas choisir d'être plus mince que notre corps ne nous le dicte par les sensations qu'il nous procure.

Questionner son ressenti. Pour connaître son poids de forme, il faut enfin questionner ses impressions à tel ou tel moment de la vie correspondant à des poids particuliers. Le corps est, dans cette recherche, le premier allié. Il signale, à la moindre douleur, à la moindre gêne, un poids un peu excessif. De même, l'image de nous-même dans le miroir parle d'elle-même.

Déterminez votre profil gustatif

« (La) valorisation hédonique des substances grasses et sucrées (...) incite les individus à consommer des nourritures riches en énergie. Le rejet de l'amer aurait aussi un certain avantage (...) puisque l'amertume prédit souvent la toxicité. »

André Holley, *Le Cerveau gourmand*

Témoignage

« Je suis célibataire, je travaille beaucoup et j'adore mon métier. Il est vrai que je passe très peu de temps chez moi. De ce fait, ma manière de m'alimenter n'est, je crois, pas tout à fait la bonne. D'abord, je n'ai rien dans mes placards. Le matin, je bois un café au saut du lit et c'est tout. À midi, j'avale souvent un sandwich devant mon ordinateur, manger est pour moi une perte de temps par rapport aux grandes choses que je peux accomplir dans ma vie professionnelle ! Je culpabiliserais trop de sortir déjeuner avec des collègues, j'aurais l'impression de voler du temps à mon employeur. Souvent, j'agrémente malgré tout ce sandwich un peu triste d'une tarte au chocolat ou d'un muffin, j'ai trop besoin de ma dose de sucre... J'ai l'impression que cela me remonte le moral et me donne l'énergie suffisante pour attaquer la deuxième partie de la journée qui est, en général, la plus longue. Je quitte rarement le bureau avant 22 h, ce qui me laisse juste le temps d'aller chercher une barquette de nouilles chez le traiteur chinois en bas de chez moi. Mais, j'avoue, parfois je dîne d'une tablette de chocolat devant les programmes de la nuit, ou même, horreur, dans mon lit ! Je mange toujours très vite, très peu de légumes et il est vrai que je préfère de loin un macaron à un bœuf bourguignon. Du coup, je

me sens tout le temps fatiguée et c'est un cercle vicieux : mon épuisement m'empêche même de me nourrir mieux le week-end. Pas idéale, cette manière de manger, n'est-ce pas ? »

Aurélie, 37 ans.

Un peu de théorie

Êtes-vous sucré ou salé ?

Lorsque l'on veut perdre du poids, on a tendance à vouloir appliquer une méthode normalisée, à suivre un programme sans tenir compte de notre propre personnalité ni de nos goûts. C'est l'écueil du régime miracle. C'est pourtant indispensable de se connaître pour créer une manière personnelle de perdre du poids, durable et sans frustrations.

Il faut commencer par s'interroger sur ses penchants. Il existe deux grands types de goûts, donc d'affinités : le sucré et le salé.

Seul le sucré peut créer une vraie dépendance. Les zones du cerveau correspondant au plaisir et au réconfort seraient stimulées par la consommation de sucre. C'est pourquoi l'esprit a pour désir de renouveler cette expérience. On sait que le sucre stimule les récepteurs cérébraux excités habituellement par les stupéfiants. Cet appétit est d'autant plus difficile à réguler que le corps humain a un besoin fondamental de glucose. Au repos, notre cerveau n'utilise pas moins de 60 % du glucose de notre organisme ! On associe souvent le goût pour le sucré à l'enfance. Pour preuve, dès le ventre maternel, il apparaît que plus le liquide amniotique est sucré, plus le fœtus a tendance à en ingérer. Plus tard, les enfants continuent à préférer le sucré au salé de manière innée et très répandue.

L'amour de la nourriture salée, au contraire, s'acquiert. Des expériences montrent que le fait d'habituer un enfant à en consommer conditionne son penchant. Symboliquement, le salé est donc davantage le goût de l'expérimentation.

Coupable ou hédoniste ?

Essayez de comprendre votre rapport à la nourriture avant de vous imposer telle ou telle méthode dictatoriale et prétendument miraculeuse. Vous gagnerez, c'est sûr, en bien-être et en assurance dès que vous saurez dans quel état d'esprit vous mangez.

Posez-vous un certain nombre de questions. D'abord, par rapport aux situations dans lesquelles vous vous nourrissez : prenez-vous vos repas assis à une table ou debout dans la cuisine ? Prenez-vous le temps de vous préparer de bons petits plats ? Invitez-vous beaucoup d'amis à dîner chez vous, ou préférez-vous les plateaux télé recouverts de délicieuses nourritures régressives ? Inutile de préciser selon les réponses quel profil correspond à quelle situation !

Mangez-vous parfois sans avoir faim ? Demandez-vous quel type de nourriture vous consommez alors. Il y a fort à parier que les becs sucrés, recherchant plus ou moins le réconfort, auront une attitude tendant vers la culpabilité. Mais les aliments du « coupable » peuvent aussi être des aliments fractionnés, du « snacking » ou de la charcuterie, des aliments prêts à être consommés sur le pouce, c'est-à-dire très transformés, en général gras, salés et/ou sucrés, comme le dit la publicité.

Les personnes ayant un rapport « coupable » à la nourriture sont celles qui éprouvent le besoin de lâcher prise par rapport à celle-ci. En revanche, l'hédoniste entretient par définition un rapport de plaisir à la nourriture, lui permettant de doser son alimentation selon ses besoins (sa satiété).

Apprivoisez votre gourmandise

Pour maigrir, retrouver une alimentation décomplexée et équilibrée en lâchant prise, il est essentiel de connaître son profil gustatif et de l'apprivoiser. N'espérez pas combattre vos penchants, vous n'en tirerez que frustration, souvent un accès à une consommation démesurée (la tablette de chocolat engloutie sans s'en rendre compte devant la télévision pendant un régime sans sucre est un classique). S'il ressort de votre diagnostic que vous avez un penchant sucré coupable (la configuration la plus éloignée du lâcher prise), acceptez-le. Vous serez davantage à même de contrôler vos envies si vous leur donnez libre cours, en privilégiant la qualité face à la quantité. Ainsi, une bonne sucrerie consommée selon un rituel que vous mettrez un point d'honneur à observer (sur un banc dans un jardin par exemple, certes seul mais pas à toute vitesse) répondra pleinement à vos envies, respectera votre profil, et vous en tirerez un bien plus grand bénéfice que d'une viennoiserie industrielle dévorée à la va-vite sur un morceau de trottoir.

Enfin, n'oubliez pas que si vous avez certains goûts, il faut rester curieux et accepter d'essayer sans cesse de nouveaux aliments. La règle idéale, c'est qu'il faut manger de tout. Sans se forcer, il faut trouver dans sa catégorie ce qui nous convient. Si vous êtes un bec sucré et que la vue d'un légume vous ennuie profondément, tournez-vous, par exemple, en hiver, vers les courges et les potimarrons, qui font de délicieuses soupes au goût de châtaigne.

À RETENIR

Que l'on ait une préférence pour le sucré ou le salé en dit long de notre rapport à la nourriture. Le sucré est une saveur rassurante qui renforce notre assurance mise à mal. Le salé, c'est le goût de l'aventure, un goût acquis en grandissant et en testant par soi-même des aliments « d'adulte ». Nos penchants changent selon les périodes de la vie.

Sommes-nous coupables ou hédonistes ? Quelles circonstances posons-nous en général autour du fait de manger ? L'alimentation peut être un plaisir pur, justement dosé, comme elle peut être remplie de démons : la peur de grossir, de mal manger, qui influent de manière très importante sur ce que nous mangeons et, de ce fait, sur notre degré de lâcher prise.

Il est extrêmement difficile de combattre ses goûts. De plus, cela est parfaitement inutile et ne mène qu'à la frustration, alors qu'il est toujours possible de vivre avec ses propres goûts. C'est à votre alimentation de s'adapter à vous et non le contraire. Ainsi, il faut privilégier la qualité des aliments que l'on aime et toujours prendre le temps.

Changez vos habitudes alimentaires

« Il faut prendre très tôt de bonnes habitudes, surtout celle de savoir changer souvent et facilement d'habitudes. »

Pierre Reverdy

Témoignage

« J'ai compris pas mal de choses en me recentrant sur mes besoins alimentaires, plutôt que sur ce que la société exigeait de moi. J'avais pris du poids en devenant commerciale. Quoi de plus normal ? Je me levais à toute vitesse le matin en prenant tout juste le temps d'avaler un café. À partir de 11 h, j'étais affamée et je me jetais sur le plat le plus riche au restaurant, où je déjeunais souvent avec un client. Je faisais durer ce moment : dessert, mignardises, etc. Résultat, je somnolais une bonne partie de l'après-midi, ayant beaucoup de mal à digérer. Et puis, le soir, j'étais souvent très fatiguée en rentrant chez moi et je me disais qu'un bon plat de pâtes me réconforterait sûrement. Mauvais calcul ! La balance a été sans pitié : + 4 kg en un an. En adoptant la méthode de la chrononutrition, j'ai d'abord appris à petit-déjeuner, quel que soit le temps que cela prendrait. Tant pis, je me lève un peu plus tôt… Et là, tout est permis, quel bonheur ! Fromage, pain, biscuits, tout ce que j'aime. Par conséquent, le repas de midi est attendu avec beaucoup moins d'impatience. Et surtout, je ne me laisse plus avoir par l'effet de groupe qui m'aurait poussé à commander un plat en sauce. Je privilégie les légumes, le poisson, les grillades. Et ma concentration l'après-midi s'en ressent fortement. Le soir, je bois, en général, une bonne soupe de légumes maison préparée à

l'avance et je passe une nuit bien plus agréable, mon sommeil n'est plus perturbé par ma digestion. »

Edwige, 41 ans.

Un peu de théorie

Avez-vous le rythme qui sied à votre rythme biologique ?

« Il faut manger comme un roi le matin, comme un prince à midi, comme un pauvre le soir. » Mais notre société nous contraint souvent à agir différemment, en allant contre notre rythme biologique naturel.

S'il existe une méthode à retenir pour perdre du poids, apparentée souvent par erreur aux régimes, c'est celle de la chrononutrition du docteur Delabos. En effet, il ne s'agit pas d'un régime restrictif mais d'une réorganisation de nos habitudes alimentaires, tout en continuant, sur une journée par exemple, à consommer exactement la totalité de ce que nous consommions jusqu'à présent... mais pas à n'importe quel moment, et bien selon le rythme biologique de chacun. Selon le docteur Delabos, il faudrait manger gras le matin, dense à midi, sucré l'après-midi et léger le soir. Question de bon sens.

Le gras du matin nous permettrait de faire le plein d'énergie pour la journée, d'éviter le fameux coup de fatigue et le pic de faim de la fin de matinée. En outre, plus on ingère tôt dans la journée le gras, plus on a de chances de le brûler au cours de la journée.

Le déjeuner doit être composé de protéines essentiellement, accompagnées de féculents si possible, afin de maintenir les apports d'énergie tout au long de la journée, mais aussi d'éviter la faim. Le sucre du goûter est indispensable pour éviter de faire un dîner trop copieux. Et enfin, le dîner doit comprendre des protéines animales et des légumes, cuisinés légèrement pour une meilleure digestion et un sommeil réparateur.

Faites un point sur vos réflexes alimentaires

Avant de remettre en cause vos habitudes alimentaires, questionnez-les. Pourquoi agissez-vous de telle ou telle manière par rapport à la nourriture, mais aussi, pourquoi mangez-vous plutôt certains aliments que d'autres ? Il y a souvent plusieurs explications à cela. La première est du ressort des habitudes familiales. Dans un monde où la mobilité est courante, l'identité de la famille passe souvent par la culture des origines, donc les habitudes alimentaires. En lien direct avec les habitudes familiales, il y a la connaissance des produits. On a tendance, évidemment, à acheter ce que l'on connaît. Pourquoi ne pas, par exemple, faire l'exercice d'acheter et de cuisiner, chaque fois que l'on va faire ses emplettes, au moins un produit nouveau, inédit pour nous ? Cela peut mener à des expériences étonnantes, savoureuses ou non... En tout cas, vous vous en souviendrez !

Et puis, évidemment, il y a nos goûts, nos penchants a priori. Nous pensons, par exemple, être un bec sucré, nous avons donc tendance à consommer du chocolat et d'autres friandises sans y réfléchir plus avant. Et pourquoi pas se tourner vers des recettes sucrées-salées, des viandes cuisinées au miel, des légumes aux saveurs d'automne presque caramélisés ? L'innovation en matière de goût et la remise en cause des réflexes sont très intéressantes dans l'idée de lâcher prise pour maigrir. Elles permettent d'accompagner facilement des modifications d'habitudes alimentaires.

Inventez-vous un vrai goûter si vous en ressentez le besoin

Le goûter est un bel exemple d'une habitude oubliée par les adultes, qu'il peut être intéressant de réhabiliter au quotidien, afin de retrouver un juste équilibre alimentaire. Même sur votre lieu de travail, faites une pause.

D'abord, parce que le temps écoulé entre le déjeuner et le dîner est si important qu'il est difficile, sans collation, de ne pas ressentir la faim, et donc de se venger d'elle au dîner, ce qui est très mauvais pour la ligne, vous l'aurez compris.

Ensuite, parce que, si le goûter est accepté comme un vrai minirepas, il évite le grignotage anarchique et canalise les apports, répartissant mieux les prises caloriques de la journée. Plus on goûte, moins on dîne (moins on a faim au dîner, plus exactement).

Selon Jacques Fridman, médecin généraliste et enseignant à l'université Paris-XII, c'est aussi un repas fait pour ne pas laisser la machine digestive s'endormir. Ce repas est donc fait aussi pour favoriser le fonctionnement de la digestion et donc, de l'élimination. Il compare le tube digestif à une chaudière qui, pour son bon fonctionnement, ne doit jamais cesser de fonctionner, sous peine d'un redémarrage difficile.

Enfin, c'est une vraie pause plaisir, moins cadrée que les autres repas. Comme le petit-déjeuner, c'est le lieu de nombreuses libertés. C'est le moment où vous pouvez craquer pour un carré ou deux de chocolat par exemple, ou pour une portion de fromage sur du pain.

Laissez-vous donc tenter par ce repas régressif, votre corps vous en remerciera.

À RETENIR

Il faut connaître son rythme biologique. Il est important de ne pas se laisser entraîner par les exigences de la société en matière de rythme des repas. On a tendance à surcharger le dîner, et parfois le déjeuner, quand le petit-déjeuner est souvent oublié. C'est le petit-déjeuner qui doit primer, suivi du déjeuner. Le dîner n'est qu'accessoire et doit, si possible, être le plus léger des repas.

Sachez remettre en cause vos habitudes. Ce qu'il y a de merveilleux avec la nourriture, c'est que c'est un champ de libertés qui est incommensurable. Il serait, en effet, dommage de se cantonner toute sa vie à des habitudes acquises avec le temps. Alors, tentez des choses nouvelles, faites des expériences… Vous risquez de vous en souvenir longtemps.

Réhabilitez le goûter ! Le goûter est un repas qui passe souvent à la trappe chez les adultes. Reprendre l'habitude de cette collation a bien des vertus. D'abord, celle de canaliser le grignotage et de contrôler l'apport calorique d'une journée, tout en se faisant plaisir. Le goûter est la meilleure arme contre la fringale de fin d'après-midi, qui peut influencer le dîner.

Établissez votre pyramide alimentaire

« La pyramide alimentaire est un outil éducatif pour bien choisir ses aliments et pour conserver le plaisir d'un bon repas. (...) Il faut manger varié car aucun aliment n'est équilibré en soi. Chaque grande famille d'aliments doit être représentée au moins une fois par jour. »

Virginie Charreau, *À la découverte des aliments*

Témoignage

« Je vis seule et je crois que cela a une influence sur ma manière de m'alimenter. Bien souvent, mon repas du soir consiste à picorer ce que je trouve dans le réfrigérateur jusqu'à satiété, debout, dans la cuisine, ou bien en faisant l'aller-retour jusqu'au canapé : fromage en grande quantité, tablettes de chocolat, crème de marrons en tube... Tout ce qui se mange avec les doigts ! Et cela a pour conséquence directe, je pense, le fait que j'aie pris pas mal de kilos depuis quelques années. Je serais bien incapable de dire quelle quantité de nourriture j'ingurgite dans une journée, puisqu'il m'arrive rarement de réellement me mettre à table et de me remplir une assiette. Si je n'arrive pas à identifier la quantité de mon alimentation, je n'arrive pas non plus à mesurer sa qualité et sa variété.

Ce que je sais, c'est que j'ai une certaine tendance à privilégier les féculents, que j'adore : pâtes, riz, pommes de terre, je pourrais en manger à tous les repas ! Ils présentent l'avantage de me faire ressentir rapidement une vraie satiété et ce n'est le cas d'aucun autre type d'aliments. Sinon, je ne sais pas du tout si je mange équilibré. Quelque chose me dit que cela ne doit pas vraiment être le cas, puisque les aliments mangés sur le pouce, je les achète tout prêts au supermarché. Et puis, je vais tout naturellement vers ce que j'aime, ce qui est pour moi "facile" à manger. Sucreries et autres nourritures réconfortantes sont au menu tous les jours. »

Marie-Christine, 38 ans.

Un peu de théorie

Qu'est-ce que la pyramide alimentaire ?

Pour perdre du poids sans régime ou obligations, il faut savoir honnêtement ce que l'on mange. La connaissance de soi, de ses habitudes est une des bases du lâcher prise. Lorsque l'on se connaît, on identifie plus clairement les écueils qui nous menacent.

On parle de pyramide en diététique pour sensibiliser les personnes à l'équilibre alimentaire. Elle est la représentation de ce que doit être l'alimentation de chacun, afin d'être la plus diversifiée et la plus équilibrée. Utilisez cet outil de manière détournée afin de mieux connaître votre propre manière de manger. Cela permet de dresser un bilan des faits.

À la base de cette pyramide, se trouvent en théorie les liquides non sucrés tels que l'eau, les infusions. Juste au-dessus, en moindre quantité, se trouvent les féculents : pâtes, riz, pommes de terre, céréales. Viennent ensuite les fruits et les légumes, puis se trouvent les protéines, les laitages et, au sommet de la pyramide, à consommer avec parcimonie, les matières grasses.

Il ne s'agira pas pour nous de redessiner cette pyramide dont le principe est d'être universelle. Mais il s'agira plutôt de prendre modèle sur celle-ci, pour essayer de comprendre comment nous nous alimentons et de savoir si ce que nous mangeons est en adéquation avec nos besoins. Quelle est la base de notre alimentation, en termes de quantité ? Quelle est la largeur du spectre des aliments que nous consommons ? Il s'agit d'utiliser cet outil de la pyramide à l'usage de la connaissance de soi-même.

Représentez-vous le champ de votre alimentation

Prendre conscience de son mode d'alimentation est la première étape vers le lâcher-prise pour perdre du poids. Avant de dessiner votre propre pyramide, tenez un carnet alimentaire pendant quelques jours, voire une semaine. Il n'y a que sur une semaine complète que l'on peut réellement se rendre compte de sa manière de manger.

Au premier abord, cette méthode ne semble pas relever du lâcher-prise, mais au contraire du contrôle de soi-même. Ce n'est pas un moyen de censurer la manière dont on mange, mais un moyen d'appréhender la réalité de notre alimentation, d'apprendre à se connaître soi-même honnêtement, pour mieux apprivoiser ses comportements. Une fois que vous avez rempli ce carnet alimentaire et que vous y avez noté absolument tout ce que vous avez mangé, synthétisez, vous arriverez assez facilement à dégager des dominantes : qu'est-ce que vous mangez plusieurs fois dans la semaine ? Qu'est-ce que vous mangez plusieurs fois par jour ? Quels aliments consommez-vous en plus grande quantité, avec le plus d'appétit ? Si vous pouvez grâce à votre carnet alimentaire répondre à toutes ces questions, vous avez acquis, sans le savoir, une sorte de « raison » de votre alimentation, une représentation ordonnée. Le simple fait d'obtenir cette image intellectuelle vous fera naturellement rectifier ce qui vous semble, à vous, déséquilibré. Il ne s'agira pas de coller à la pyramide alimentaire théorique et parfaite, mais de construire la vôtre, selon ce qui se passe chez vous.

Déterminez votre propre hiérarchie

Au-delà du fait d'identifier honnêtement ses propres habitudes alimentaires, créer sa pyramide personnelle permet de poser les aliments du quotidien par opposition aux aliments « plaisir » et de bien les distinguer. Beaucoup plus intéressant que de s'en interdire certains ! Ainsi, on se crée une base alimentaire, des habitudes et également la possibilité d'y déroger. La règle d'or étant qu'il faut, autant que possible, consommer de toutes les catégories d'aliments et cette dualité y participe. Les aliments « plaisir » au même titre que les autres. Ainsi, par exemple, si l'on considère que la base de l'alimentation d'une personne donnée est constituée de féculents et de légumes verts, prenons une personne qui apprécie modérément la viande, et qui par ailleurs aime les sucreries, ce seront ses aliments « plaisir », notamment sous la forme de produits laitiers sucrés, sources de protéines et de calcium, indispensables au bon fonctionnement de l'organisme.

Il est ainsi possible de jouer avec sa gourmandise, ses envies et ses penchants gustatifs, pour en faire des atouts dans son équilibre alimentaire. De plus, la gourmandise peut amener à la curiosité de découvrir de nouveaux goûts, de nouvelles textures et favoriser ainsi la variété des produits consommés. Comprendre que la gourmandise et le plaisir ne sont pas forcément problématiques est un premier pas nécessaire au lâcher-prise, qui permettra de se réconcilier avec la nourriture et, enfin, de perdre du poids durablement.

À RETENIR

La pyramide alimentaire est un outil universel qui permet de montrer comment s'alimenter selon de grands principes d'équilibre : la priorité est donnée aux liquides, puis viennent les féculents, les légumes et les protéines. C'est une représentation de l'alimentation sur un temps long, par exemple une semaine, et chacun des types d'aliments doit être consommé au moins une fois par jour.

Représentez-vous ce que vous mangez. Il est important d'avoir toujours en tête la quantité et le type de nourriture ingérée au quotidien. Sans se censurer ou s'obliger à quoi que ce soit, cela permet de rééquilibrer naturellement sa manière de manger. Pour cela, il est possible d'exploiter pour soi-même ce qu'on appelle la « pyramide alimentaire », en la détournant selon sa consommation.

Hiérarchisez ce que vous mangez. Cette fameuse pyramide permet de comprendre quel est, en quantité et en fréquence de consommation, le type d'aliments qui nous est le plus familier. Elle permet également d'établir une dissociation entre les aliments du quotidien et les aliments plus extraordinaires. Ainsi, la variété des apports est préservée et surtout, justement dosée.

Dites non aux régimes miracles

« Les régimes obsessionnels de l'adolescence se sont révélés aussi dangereux qu'inutiles. De quelques kilos en trop, je suis passée à une dizaine en un éclair – qui se compte en 4 ou 5 petits régimes ! Dans ce désarroi, il m'a fallu rebâtir entièrement mon rapport à la nourriture. »

Julie Andrieu, www.julieandrieu.com

Témoignage

« Quand j'avais 26 ans, je considérais que j'avais 3 kg à perdre. J'ai suivi comme toutes mes amies à ce moment-là le célèbre régime du docteur Dukan.
Les cinq premiers jours, c'est protéines maigres exclusivement. À moi le jambon blanc, le blanc de dinde, le fromage blanc 0 % et le surimi ! Autant dire qu'au bout de trois jours, mes cheveux étaient à plat, ma peau bourgeonnait, mon haleine n'était pas géniale et surtout, j'étais à la fois épuisée et surexcitée. Le bonheur ! Je me suis surprise, moi qui ne suis pas une grande fanatique des légumes verts, à rêver d'une fleur de brocoli ou d'une grande plâtrée de haricots verts sans beurre… Étrange.
Ça s'est un peu mieux passé durant la deuxième phase, où j'avais droit à ces fameux légumes verts. Mais l'absence de matière grasse et de féculents m'épuisait. J'ai continué à alterner les phases pendant un mois, résultat : j'ai perdu 5 kg au lieu de 3, génial !
Mais ce qui devait arriver arriva et au moment où j'ai réintroduit ne serait-ce qu'une cuillerée à café d'huile d'olive dans la salade, j'ai regrossi. Et ce ne sont pas les 5 kg perdus que j'ai repris, mais 7.

Conclusion : je me suis épuisée, j'ai abîmé ma peau, j'ai déréglé (momentanément, heureusement) mon goût de la nourriture et surtout, au final, j'ai grossi de 2 kg là où je voulais, coquettement, en perdre simplement 3, pour me sentir jolie en maillot de bain. J'y ai vraiment tout perdu, mais on ne m'y reprendra plus, à jouer avec les habitudes alimentaires ! »

Sophie, 33 ans

Un peu de théorie

Les carences alimentaires

Le principe de la plupart des régimes est la restriction : ils excluent une partie des aliments sans compenser leur apport par ailleurs. Le régime Hollywood ordonne de consommer exclusivement des fruits et des légumes, Atkins proscrit les glucides, Mayo interdit carrément les sucres, les féculents, les laitages et les graisses... C'est sans parler du régime Dukan, qui a défrayé la chronique ces dernières années, en privilégiant les protéines maigres. À suivre ce type de méthodes, on manque généralement de certaines vitamines, de fibres, de minéraux nécessaires au bon fonctionnement de l'esprit et du corps. Alors que le régime est censé alléger le corps pour lui donner une meilleure santé, il a, en fait, l'effet inverse. Manquer de certains composants alimentaires, tels que le fer, provoque un effet d'épuisement, également un affaiblissement du système immunitaire. Manquer de calcium quand on se prive de produits laitiers a une incidence sur la solidité du squelette. Ces manques nous fragilisent inévitablement à long terme.

Mais c'est sans parler de la trop grande rapidité de résultat de certains régimes (c'est le cas au-delà d'une perte de 1 kg par semaine). Ils infligent au corps de telles contraintes que celui-ci n'en sort pas indemne. Ils génèrent ce qu'on appelle du stress oxydatif, c'est-à-dire un vieillissement prématuré des cellules de l'organisme. C'est comme si celui-ci, poussé à bout, s'essoufflait plus vite, usant son capital jeunesse.

La perte d'intuition

Par définition, le régime alimentaire est une manière contrôlée de manger, c'est-à-dire le contraire du lâcher-prise. C'est l'introduction de contraintes quotidiennes, qui ne laissent plus de place à l'écoute des besoins, des envies. C'est une manière de ne plus faire confiance ni à son corps, ni à son esprit. Or, qui est mieux placé que vous-même pour savoir quels sont vos justes besoins ?

Dans les régimes hypocaloriques, par exemple, il faut 30 g de ci, 150 g de cela… ce qui empêche de faire soi-même l'exercice d'évaluation naturelle de ce que l'on peut manger ! Il serait plus logique d'agir au juger, sans passer par la balance de cuisine. De même, dans les monodiètes, puisqu'un seul aliment est autorisé, aucun jugement de nos besoins n'est plus possible. Il est parfois très difficile de renouer ensuite avec cette faculté de juger. Les régimes nous mettent dans un état d'esprit, où toute prise alimentaire est réglementée par une contrainte extérieure, par un calcul, par un « j'ai le droit/je n'ai pas le droit ».

De même, le poids de forme est laissé de côté, au profit du poids rêvé. On se fixe des objectifs qui ne correspondent pas à la réalité, mais souvent à un âge, à des circonstances qui ne sont plus. On normalise, on arrondit les chiffres (pourquoi « Moins 3 kg après les fêtes » devrait-il s'appliquer à tout le monde ?). En bref, on met en sommeil son libre arbitre, au profit d'exigences extérieures.

La prise de poids à long terme

Statistiquement, 95 % des personnes qui perdent du poids grâce à un régime le reprennent en totalité, ou plus, dans les cinq années qui suivent ce régime. En fait, dès que l'on réintroduit un mode habituel de consommation juste après un régime, la nature reprend immédiatement ses droits. C'est d'autant plus vrai dans les cas où il n'y a pas de transition observée entre la période de restriction et la reprise des habitudes. Il n'y a alors pas de phase de stabilisation et le choc pour le corps est d'autant plus grand. Enchaîner les régimes provoque alors ce qu'on appelle « l'effet yo-yo ». Ainsi, à force de contraindre son corps à une manière de s'alimenter qui ni ne lui est habituelle, ni ne lui correspond biologiquement, celui-ci s'habitue à fonctionner avec moins d'énergie. Par conséquent, lorsque l'on rétablit une manière classique de manger, on stocke beaucoup plus, ayant abaissé notre niveau de besoin métabolique.

Conséquence : on regrossit un peu davantage à chaque reprise de poids d'après-régime. Une vraie catastrophe pour l'organisme. Mais c'est surtout un vrai cercle vicieux dont il est difficile de s'extraire. Plus on grossit, plus l'envie d'observer un régime draconien est forte, plus le choc est rude pour le corps, qui se venge. La seule, la vraie solution, même dans les cas les plus désespérés, est de réapprendre à s'écouter et de stopper net le cycle des régimes.

À RETENIR

Le régime entraîne l'appauvrissement alimentaire. Un régime alimentaire appauvrit, en général, notre manière de manger. La conséquence quasi systématique est le manque de certains apports nutritionnels. Cela affaiblit l'organisme à court terme, réduisant le stock d'énergie, mais aussi à long terme, en ayant une influence sur le vieillissement prématuré des cellules et la fragilisation de certains organes.

Le régime nous fait mettre le bon sens de côté. Faire un régime, c'est changer une manière de manger qui nous est naturelle, en quelque chose de contrôlé, de normé. Ainsi, on fait un exercice contre-nature et on perd de vue l'intuition qui nous dicte la faim et la satiété, et même le type d'aliments dont nous avons besoin à un moment précis. Il est très difficile de retrouver cette intuition.

Le yo-yo peut avoir des conséquences dramatiques. Nombreuses sont les personnes obèses qui ont suivi des régimes à répétition et qui sont prises dans un cercle vicieux. Ce paradoxe provient du fait que le corps, habitué à la famine, se conditionne à stocker tout ce qui peut l'être, ne brûlant plus aucune calorie, simplement au cas où. La nature est bien faite et les régimes ne le sont pas…

Écoutez votre faim

« Nos goûts s'émoussent aisément par la satiété, et il faut rendre grâce à Dieu de nous avoir donné les privations nécessaires pour les conserver. »

Marquise du Châtelet, *Discours sur le bonheur*

Témoignage

« J'adore manger. C'est une activité qui m'enchante, mon moment préféré de la journée. Enfin… quand je dis "moment", cela fait longtemps qu'il ne s'agit plus de temps délimités et que je grignote en continu ! J'en tire un certain plaisir, mais il est vrai que j'ai un peu perdu de vue cette sensation qui précède les repas, cette délicieuse impression de saliver rien qu'à l'odeur du rôti qui cuit dans le four… Je n'ai plus jamais faim ! C'est un problème pour moi. J'apprécie sans doute moins les repas longuement élaborés, les plats traditionnels, quand ils sont précédés d'une ou deux viennoiseries le dimanche matin, ainsi que d'un copieux apéritif de toasts en tout genre. Je mange donc à tous les repas sans avoir vraiment faim, "par simple gourmandise", comme on dit.

De même, lorsque je suis seule, je m'astreins par habitude à manger à tous les repas, sans tenir compte de ma faim ou plutôt de mon absence de faim. C'est un vrai repère dans ma journée que le moment de me mettre à table. Entrée, plat, dessert… Cela me rassure ! On m'a toujours appris à finir mon assiette lorsque j'étais petite fille, résultat : je suis bien sage, j'obtempère, toujours sans me poser la question de la satiété. D'autant qu'en général, celle-ci vient un peu après le repas, ce qui signifie que je suis barbouillée plus souvent qu'à mon tour ! Une chose est certaine, je mange trop. Question d'habitude, je pense, une diététicienne m'a dit que je m'habituerai très vite à réduire les portions. »

Géraldine, 24 ans.

Un peu de théorie

Évaluez ce sentiment de creux dans l'estomac

Il est important de définir la faim pour pouvoir l'identifier. Biologiquement, c'est une sensation provoquée par la chute du niveau de sucre dans le sang. Depuis 1999, on sait qu'une hormone appelée « ghréline » provoque aussi la sensation de faim. Elle est davantage sécrétée aux heures des repas et diminue dès que l'on commence à s'alimenter. Cela ne nous dit pas grand-chose sur la sensation elle-même. Voici la liste des symptômes rencontrés : ventre qui gargouille, sensation de creux dans l'estomac, voire de crampes, salivation plus importante qu'à l'accoutumée, légère nausée, hyperréactivité aux stimuli en rapport avec la nourriture... Cela peut aller jusqu'à des signaux se rapprochant de ceux de l'hypoglycémie, qui est l'étape qui suit la simple faim : tête qui tourne, perte de connaissance, humeur colérique, etc.

C'est un bon exercice que d'attendre de ressentir au moins un de ces signaux pour manger. Cela permet d'apprécier davantage le repas, d'en saisir tout le plaisir possible, mais cela permet de répondre à une demande de son corps et d'entamer ainsi le dialogue avec lui, ce qui est toujours plus sain que de devancer le besoin de manger. Cette anticipation ne mène qu'à une seule chose : manger davantage que notre corps ne le réclame, c'est-à-dire trop manger.

Enfin, pour manger « à sa faim » et pas plus que selon ses besoins, il peut être utile de prendre ses repas à des horaires réguliers. À terme, cela crée des cycles de faim et régule la prise d'aliments durant le repas.

Repérez les circonstances où vous mangez sans faim

On peut vite s'apercevoir qu'il y a des circonstances de la vie qui font que l'on mange sans faim.

D'abord, il y a l'habitude, qui fait que l'on se met à table pour dîner même si c'est le jour de Noël et que l'on est sorti de table seulement deux heures auparavant. On n'a pas faim, mais, à se nourrir trois fois par jour depuis notre naissance ou presque, il est des habitudes qui ont la peau dure.

Ensuite, il y a les circonstances exceptionnelles, où l'on cède à la gourmandise plutôt qu'à la faim. Ce sont, par exemple, les fêtes, notamment les fêtes de famille, les dîners entre amis et tout ce qui est mis en place pour favoriser la convivialité : le risque de caler sa consommation sur l'appétit des autres convives est réel et le temps du repas s'allongeant généralement à ces occasions, les chances de grignoter au-delà de la faim se multiplient.

De même, les voyages semblent être le moment où rien ne compte, pas même la quantité de nourriture consommée. On est hors du quotidien, dans une atmosphère suscitant la curiosité et la découverte, il n'y a pas de raisons, théoriquement, de contrôler sa gourmandise…

Enfin, et c'est un cas très fréquent, lorsque nous ressentons des angoisses ou des contrariétés, nous avons tendance à manger pour d'autres raisons que la faim, le plaisir tiré de la satiété étant ainsi un dérivatif aux émotions négatives.

Voici une règle d'or pour maigrir sans s'atteler à des régimes abracadabrants : celle d'apprendre à écouter sa faim.

Écoutez votre satiété

L'intestin, lorsque l'on se nourrit, libère une hormone appelée « cholécystokinine ». Celle-ci se maintient un long temps et, lorsqu'elle baisse, fait survenir la sensation de faim.

Mastiquer avec soin permet de mieux transmettre au cerveau l'information « alimentation » et ainsi de déclencher plus facilement la sensation « satiété », qui est ce qui est toujours recherché dans le fait de s'alimenter.

Il faut prêter une attention particulière à la satiété, et surtout, être patient et mesuré pour pouvoir la laisser s'exprimer : elle ne vient que 15 minutes après avoir arrêté de manger. De manière générale, il faut donc l'anticiper en sortant de table en ayant encore un peu faim.

Il existe certains aliments qui favorisent la venue plus rapide de la satiété. La satiété immédiate s'obtient avec des aliments à fort volume mais à faible teneur calorique : les légumes verts en sont un très bon exemple. La satiété à long terme, quant à elle, s'obtient grâce aux féculents, aux protéines et aux fibres. Une combinaison de tous ces types d'aliments, par ailleurs équilibrée en apports, vous assurera de réguler votre faim jusqu'au repas suivant, et ainsi de créer une dynamique positive, en vous mettant à table la fois suivante, au juste moment où vous commencerez à ressentir à nouveau la faim.

La satiété est aussi relative à une certaine part de psychologie : lorsque l'aliment consommé a un goût prononcé (épicé, sucré, acide…), la satisfaction, donc la satiété, aura tendance à venir plus vite.

À RETENIR

Qu'est-ce que la faim ? C'est une réaction de notre corps, nous envoyant un signal de besoin de nourriture. Ses symptômes peuvent être assez désagréables, mais il est important d'en attendre au moins un, ou le début d'un, pour se mettre à manger. C'est la seule manière de dialoguer avec son organisme à propos de la nourriture et de ne pas le contraindre à trop manger.

Quand mange-t-on au-delà de sa faim ? Des circonstances exceptionnelles nous affranchissent psychologiquement de la mesure. Il faut les repérer pour les anticiper : ambiances festives, voyages, moments de souci… Si l'on décide de céder au réconfort ou à la récompense procurée par la nourriture, ce sera en pleine conscience et l'équilibre se fera naturellement à un autre moment.

Commment comprendre la satiété ? C'est une sensation fragile, il faut se mettre à sa disposition. D'abord, elle ne vient pas immédiatement pendant le repas, mais peu après. Il faut donc l'anticiper. Ensuite, elle demande à être favorisée, encouragée par une alimentation équilibrée. Enfin, il faut savoir qu'elle vient plus facilement avec les aliments qui ont du goût.

Les interdits sont interdits

« Un régime, c'est la courte période de privations qui précède une augmentation de poids. »

Abraham Lincoln

Témoignage

« Lorsque j'ai commencé un régime, j'étais fermement décidée à me débarrasser de ces 6 kg qui me gâchaient la vie. Je ne rentrais plus dans aucun de mes vêtements et j'avais du mal à faire des efforts physiques. Je suis gourmande et j'avais bien compris que je m'étais défoulée sur le chocolat ces temps derniers. Je nourris une vraie passion pour le chocolat noir, je connais toutes les nuances de son goût et je l'aime en grande quantité. Je suis capable, si personne n'est là pour me retenir, d'engloutir une tablette entière dans l'après-midi devant mon ordinateur, ou dans la soirée devant ma télévision ! La solution paraissait simple : m'interdire ce qui était pour moi un des plus grands plaisirs de la vie. Pari difficile à tenir… Et ce qui devait arriver arriva : au bout de deux jours sans le moindre carré, je ne pensais plus qu'à cela. Je voyais des chocolateries partout, des vitrines remplies de lapins de Pâques, de boîtes de Noël, de fontaines dégoulinantes… J'ai craqué, je suis entrée dans une de ces boutiques et j'ai acheté autant de chocolats que pouvait en contenir mon sac à main. J'ai tout mangé en un temps record, autant dire qu'après cet épisode, je ne me sentais pas au mieux de ma forme. Ce que je percevais comme un échec m'a découragée pour longtemps. J'ai stoppé là mon régime et depuis, je cherche la motivation pour m'y remettre d'une autre manière, moins stricte,

plus facile à tenir sur le long terme... sans m'interdire le chocolat, cette fois. »

Laurence, 35 ans.

Un peu de théorie

Une alimentation variée permet de mincir à long terme

Nous sommes naturellement omnivores, au sens strict du terme. C'est-à-dire que nous avons besoin de manger de tout pour que notre organisme fonctionne correctement, digère, que notre cerveau ait ses pleines capacités, que nos cellules soient renouvelées.

Biologiquement d'abord, supprimer un type d'aliments a des conséquences. En déséquilibrant le champ de notre alimentation, nous créons des carences à long terme.

Ensuite, psychologiquement, les interdits dans le cadre d'un régime sont contre-productifs. Ils focalisent la responsabilité de la prise de poids sur un seul aliment, ce qui est toujours une illusion. Bien entendu, supprimer par exemple complètement le fromage de ses habitudes aura pour effet une perte de poids, surtout si on en consomme beaucoup. Mais il convient de se demander pourquoi on en consomme beaucoup. Et si l'on aime particulièrement le fromage, l'interdit total à long terme n'est pas envisageable. Dès la réintroduction de celui-ci, les kilos seront immanquablement repris !

En bref, l'interdiction est une mauvaise méthode. En réalité, pour mincir à long terme, sans reprendre ses kilos, il faut conserver jalousement son propre type d'alimentation, en aménageant les quantités et la manière de consommer. De manière générale, il vaut mieux réduire les portions et mieux les répartir au fil de la journée. Si nous gardons l'exemple du fromage, pourquoi ne pas le consommer au petit-déjeuner pour lui donner toutes les chances d'être « brûlé » au cours de la journée ?

La frustration pousse à l'écart et à l'abandon

L'interdit porte sur la nourriture incriminée dans la prise de poids, donc celle que l'on consomme le plus. Plus la frustration est importante, plus le risque de compulsion est grand.

Si aucun des aliments appréciés n'est interdit, aucun « coup de canif dans le contrat » du régime n'est possible et le découragement aura moins de chances d'avoir lieu. Qui plus est, un craquage occasionnel est souvent dramatisé à hauteur de la force de l'interdit. L'écart est souvent le premier pas vers l'abandon du régime. En effet : *« À quoi bon ? »*, se demande-t-on dans ce cas-là. Fichu pour fichu, autant reprendre un peu de raclette, puis s'en consoler en reprenant du gâteau !

Et si jamais, par bonheur, on n'a pas craqué pendant cette période de restrictions, gare à la fin du régime. Ce qui était interdit ne l'est plus et la tentation de compenser à ce moment-là peut également être forte.

Si un projet d'amincissement (que nous n'appellerons pas régime pour des raisons maintenant bien compréhensibles !) est fait de libertés et de bon sens, il a bien évidemment beaucoup plus de chances d'aboutir, plus lentement, certes, mais plus sûrement qu'un régime express J-30.

Nous touchons là au principe même du lâcher-prise pour maigrir. Il s'agit de trouver une manière raisonnée de vivre son rapport à la nourriture, en se fiant à ses goûts, à son intuition, à ses besoins et non à des grands principes très généraux, des sortes de contraintes extérieures inadaptées aux cas particuliers que nous sommes tous.

L'obsession du bien-manger : le danger de l'orthorexie

Variante aggravée de l'interdit alimentaire, la recherche de l'absolue perfection est nocive également. Elle réunit le maximum d'interdits, considérant toute nourriture comme suspecte. Quelqu'un d'orthorexique contrôlera l'ensemble de sa nourriture pour que celle-ci soit, non pas la plus saine possible, mais absolument, totalement saine et équilibrée. L'orthorexique sera en lutte permanente contre la matière grasse, les polluants, le déséquilibre alimentaire.

Le test de Bratman comporte une série de questions auxquelles il convient de répondre pour savoir si l'on est touché par cette pathologie. La valeur nutritionnelle de votre repas est-elle à vos yeux plus importante que le plaisir de le déguster ? Votre amour-propre est-il renforcé par votre volonté de manger sain ? Éprouvez-vous un sentiment de culpabilité dès que vous vous écartez de votre régime ? Ces quelques exemples nous montrent comme les préoccupations de l'orthorexique et celles de l'accro aux régimes sont semblables.

L'orthorexique n'a pas pour seul but la minceur, il cherche à atteindre la santé parfaite, mais il est intéressant de l'évoquer, car c'est un mal qui émerge parallèlement à la mode des régimes, au contrôle absolu de l'alimentation. L'orthorexie est également intéressante car, comme l'obsession des régimes, elle entraîne dans une spirale infernale, le handicape socialement et lui fait perdre de vue son intuition par rapport à la nourriture et la notion de plaisir, fondamentales pour le lâcher-prise.

À RETENIR

Le secret de la minceur à long terme : la variété ! Nous sommes constitués pour manger de tout. C'est à cette condition que nous pouvons nous développer, renouveler nos cellules, avoir une activité. En bref : vivre pleinement notre vie. Se priver de l'un de nos apports, c'est à coup sûr maigrir, certes, mais de manière illusoire. Dès le régime terminé, la reprise de poids se fera ressentir.

La frustration est contre-productive. Se refuser de consommer à vie les aliments que l'on préfère, c'est risquer l'écart, l'abandon des efforts et la perte d'estime de soi, qui ne fait jamais bon ménage avec les problèmes de poids. Il faut faire de sa méthode d'amaigrissement le lieu de libertés alimentaires, de curiosité et non de restrictions, sous peine d'échouer très rapidement.

Le risque extrême est l'orthorexie. À force de s'interdire des aliments, de tenter de s'alimenter selon une méthode édictée par l'extérieur et non par son propre bon sens et son intuition, on risque de tomber dans l'orthorexie, qui n'est autre qu'une obsession de s'alimenter correctement, de manière à la fois saine et équilibrée jusqu'à l'extrême, handicapante socialement et épuisante.

Repérez les pressions extérieures

« Les médias ne font pas que montrer des personnes idéalement minces, ils font aussi la promotion de la minceur. Comme il en faut pour tout le monde, on fera pêle-mêle dans le bien-pensant, le diététiquement correct, le culpabilisateur, le dramatisant (...). »

Gérard Apfeldorfer et Jean-Philippe Zermati

Témoignage

« J'ai longtemps travaillé pour une célèbre agence de mannequins située à Paris. Difficile de ne pas comparer son propre corps à celui des filles qui défilaient toute la journée dans nos bureaux ! Et quand je les voyais en photos dans leur book, c'était encore pire, une fois les photos retravaillées. Les premières années, j'essayais inconsciemment de leur ressembler un peu. Je m'affamais, j'étais très fatiguée et rien n'y faisait. J'avais beau faire un joli petit 38, je me voyais inévitablement comme un pachyderme difforme et inélégant face à ces biches fragiles et gracieuses. J'aimais beaucoup mon métier, j'étais une sorte de mère pour elles, fraîchement débarquées de leur pays natal, très jeunes en général. Mais cela ne pouvait plus durer : j'étais mal dans ma peau à cause d'une simple comparaison avec des filles exceptionnelles ! Il m'a vraiment fallu du temps pour comprendre que je n'avais rien à leur envier et c'est une discussion avec un photographe renommé qui m'a ouvert les yeux. Selon lui, la plupart de ces filles avaient une constitution très spéciale. Leur réputation d'anorexiques était pour la majeure partie bien mal à propos. Elles engouffraient des hamburgers et des frites sans prendre un gramme. Rien à faire, nous ne sommes pas faites du même bois. Je continue à les aimer comme

mes propres filles, mais j'ai cessé de me comparer à elles et j'ai même compris qu'elles m'enviaient ma poitrine, certes pas explosive mais bien plus rebondie que la leur ! »

Emmanuelle, 36 ans

Un peu de théorie

La minceur fait vendre

Ouvrez un magazine féminin : vous commencerez par y voir un « tunnel » de publicités valorisant des corps de femme, souvent dénudés, toujours très, très minces, souvent retravaillés. Il en est de même dans les photos de mode, les émissions de télévision, au cinéma. On observe d'ailleurs que les jeunes actrices gagnent en succès et en célébrité ce qu'elles perdent en kilos. Cela semble être un passage obligé. Pourquoi ? Simplement parce qu'on considère dans notre société qu'un vêtement est mieux mis en valeur sur une femme très mince et que l'écran a tendance à faire prendre aux individus quelques kilos, qu'il est nécessaire de compenser par une minceur hors norme, si l'on veut apparaître tout juste mince à l'écran.

Si on ajoute à cela, par le biais des mêmes réseaux de diffusion, une promotion des régimes récurrente (« Perdez 3 kg avant la plage », « Le régime postréveillon », ou encore le numéro de mars « Spécial minceur » que l'on retrouve partout au même moment), il est bien difficile d'ignorer la pression que véhiculent tous les types de médias. Cependant, si l'on interroge tel ou tel rédacteur en chef, il affirmera à coup sûr que les numéros consacrés à la minceur sont ceux qui battent des records de vente. Il serait pour eux bien dommage de s'en priver. C'est donc que les lectrices sont demandeuses. La pression de la minceur est tellement bien intégrée par la plupart des individus, en particulier les femmes, que de fait, nous perpétuons ce qui nous contraint.

Ces images brouillent notre vision de nous-mêmes

Une chercheuse de l'ANEB (pour anoréxie et boulimie) Québec, une institution chargée de surveiller les troubles du comportement alimentaire au Canada francophone, donne un exemple dans une étude de 2004 : la télévision a été introduite aux îles Fidji dans les années 90, permettant d'en mesurer l'influence sur la population. Cette influence fut catastrophique sur la population féminine. Si les femmes a priori étaient plutôt satisfaites de leur image corporelle, ou du moins n'en avaient pas une préoccupation aussi affirmée, la télévision a eu pour effet de les rendre insatisfaites, par effet de comparaison et a ainsi achevé un certain travail d'uniformisation.

Les images vantant la minceur, parce qu'elles sont partout, s'installent dans notre esprit comme des références. Inconsciemment, nous en venons à nous comparer à ces images de corps fabriquées, irréelles et exceptionnelles. Et fatalement, la différence entre la « vraie vie » et les représentations des médias donne une vision déformée de ce que nous sommes, grossissant les défauts, créant de la frustration là où il n'y en avait pas, tant qu'il n'y avait pas de représentations artificielles du corps.

Les troubles de la représentation de soi-même peuvent aller du complexe physique, assez courant, à la dysmorphophobie. Les adolescentes sont celles qui sont les plus touchées. Elle peut alors peser sur la vie sociale de celle qui en souffre et verser dans la névrose obsessionnelle dans les cas les plus graves.

Des individus perdus

Il semble que nous soyons tous un peu perdus face à la double injonction de notre société de consommation, qui nous veut à la fois bons consommateurs, cédant à toutes les pulsions, tous les plaisirs et en même temps, exemples de discipline et de minceur. En somme, il faut surconsommer, tout en donnant une image d'ascète.

Si on ajoute à cela la distorsion entre les représentations médiatiques omniprésentes du corps et sa réalité, qui est notre propre corps, il n'est pas étonnant que la nourriture soit un objet d'angoisses, de prise et de perte de contrôle en alternance. Ces attitudes portent des noms : anorexie et boulimie. De plus en plus fréquents chez les jeunes, plus vulnérables face aux pressions extérieures, ces troubles du comportement alimentaire peuvent notamment être dus à un désir de plaire et de se conformer à des modèles (il y a évidemment d'autres facteurs à ces troubles, sans liens avec les pressions extérieures, mais qui ne sont pas notre sujet).

Il est indispensable de lâcher prise face à ces représentations et à ces injonctions, pour se réconcilier avec son corps et retrouver un rapport normalisé avec l'alimentation. C'est d'autant plus difficile qu'on ne peut s'extraire de notre société et que ces images seront toujours présentes à nos yeux. Bien sûr, ces troubles, même s'ils sont de plus en plus fréquents, restent malgré tout des manifestations extrêmes, qu'il est important d'avoir en tête. Mieux vaut prévenir que guérir !

À RETENIR

Rondeurs et médias ne font pas bon ménage. Si l'on essaie de synthétiser l'image de l'individu dans les médias, on obtient à coup sûr un être mince. L'explication : la minceur est signe de performance et met ainsi en valeur les produits vantés. De plus, les magazines féminins connaissent leur public et perpétuent le désir de minceur, en offrant régulièrement des pages de régimes miracles.

La norme médiatique nous fait perdre nos repères. Parce qu'elles sont omniprésentes, ces images de minceur s'installent progressivement mais sûrement dans nos esprits, créant de la comparaison permanente, souvent inconsciente, entre soi et une prétendue norme. On a alors une vision négative de son propre corps, dont les défauts prennent une importance démesurée. C'est la naissance du complexe.

Nous ne savons plus comment agir. Non seulement notre vision de notre propre corps est déformée par des modèles oppressants, mais au-delà de ça, cette vision nous mène à agir sur la supposée cause de notre mal-être : l'alimentation. Il faut veiller à ne pas entrer dans le cercle vicieux de la prise de contrôle de l'alimentation, qui peut se transformer en un trouble pathologique.

Relativisez

« La beauté est une affaire de perspective, de subjectivité, de préjugés culturels. »

Joyce Carol Oates, *Nous étions les Mulvaney*

Témoignage

« Comme de nombreuses femmes un peu plantureuses, je me sentais souvent mal à l'aise dès que venait l'été et que je devais ressortir petites robes et shorts de plage… Au bord de la mer, je ne me sentais pas toujours très à l'aise pour dévoiler mes courbes. J'ai nettement pris confiance en moi le jour où nous avons délaissé notre destination habituelle, pour aller passer nos vacances estivales en Tunisie. D'une jeune fille un peu gauche, je suis devenue en quelques semaines une femme beaucoup plus sûre de ses charmes. La première chose qui m'a frappée, en arrivant à l'aéroport, c'est évidemment que les jeunes femmes avaient, globalement, une nature beaucoup plus ronde que celles de ma connaissance. Je les trouvais si jolies ! Leur teint mat mettait en valeur des courbes généreuses. Le deuxième déclic fut celui de la plage : j'ai eu un succès fou ! Les garçons de mon âge se pressaient pour me parler, m'inviter aux soirées du club de vacances, me recruter dans leur équipe de volley-ball. J'ai bien vite compris que la beauté au sud de la Méditerranée prenait d'autres traits que dans mon quotidien parisien.

J'ai passé de merveilleuses vacances, qui m'ont permis de prendre de la distance, au sens propre comme au figuré, par rapport à ma situation habituelle.

Bien sûr, quand je suis rentrée à Paris, j'étais toujours aussi ronde, mais un peu moins gauche. Je savais, pour longtemps, que je pouvais plaire ailleurs, dans un pays où, par ailleurs, je trouvais les filles si jolies ! »

Adeline, 34 ans.

Un peu de théorie

Regardez autour de vous plutôt que dans les magazines

Il suffit d'ouvrir un peu les yeux sur la « vraie vie » plutôt que de les garder rivés sur des images de magazines, pour constater que les femmes plantureuses, ou simplement « pas maigres », sont la majorité. Mieux que cela, si vous ne pouvez vous empêcher de vous comparer (rassurez-vous, c'est le lot de tout être humain sociabilisé), vous verrez rapidement que la normalité recouvre en fait une large palette de physiques et que vous trouverez jolies des femmes qui n'ont pas les mensurations idéales et idéalistes des mannequins de haute-couture.

Selon une recherche effectuée par les étudiants de l'UTC, une école d'ingénieurs, une campagne de mesure des Français destinée à réajuster les tailles des vêtements a été lancée par l'Union française des industries de l'habillement en 2006, la dernière datant de 1970.

Les conclusions les plus intéressantes de cette étude montrent qu'en 100 ans, « *les hommes et les femmes ont grandi respectivement de 11 cm et 8 cm* ». Que, « *malgré une stature moyenne de 162,5 cm, les canons de la beauté féminine exigent 175 cm au minimum ; 26 % de la population est en surpoids* », dont une majorité de femmes. « *Chez les femmes, la taille moyenne est le 40, soit 20,6 % de la population et 16,6 % mettent du 42* ». Ce que l'on peut retirer de cela et qui est infiniment important pour cesser de se battre contre des moulins à vent, c'est que la population a tendance à prendre du poids et de la hauteur, mais aussi que l'idéal physique est totalement déconnecté de la moyenne.

Rappelez-vous : les hommes préfèrent les rondes

Rassurez-vous, le cliché selon lequel les femmes les plus minces sont les plus désirables n'est plus vraiment au goût du jour. Si l'image de la minceur est valorisée dans la sphère publique, pour les raisons commerciales que nous venons de voir, c'est une autre affaire dans le domaine privé, a fortiori au sein du couple. D'après un sondage Ifop pour le magazine *Elle* effectué auprès de 500 hommes de 15 ans et plus en juin 2008, la moitié des hommes affirment préférer les femmes ayant des courbes généreuses. 70 % des hommes trouvent également « énervant » que les femmes soient obsédées par leur poids. Conclusion : il semble même désormais facile aux hommes d'avouer indifféremment qu'ils aiment les minces ou les rondes. Il y a quelques années, aimer les femmes « non minces » pour ne pas dire « rondes » n'était pas très bien vu, voire suspect.

La maigreur, au quotidien, si elle est subie par la femme (on ne parle pas, en effet, de la maigreur naturelle, due à un métabolisme hyperperformant !), ne dit rien de bon, symboliquement, sur la gourmandise, l'hédonisme et la sensualité de son sujet. Certes, tout cela reste au niveau des symboles, mais c'est la première impression qui compte, en matière de séduction (et l'on ne parle pas seulement de séduction amoureuse, mais aussi amicale).

Une fois cette préférence comprise, il est, semble-t-il, plus facile de se sentir bien dans son corps en n'étant pas la plus mince, mais épanouie et bien en chair.

Regardez votre corps dans sa globalité et non en parcelles

La psychologue québécoise Annie Aimé, de l'université de Québec en Outaouais, qui travaille sur l'évolution du poids des jeunes filles âgées de 8 à 12 ans, affirme : « *Les filles ont une perception fractionnée de leur corps. Lorsqu'on regarde chaque morceau, il y a plus de chances d'être insatisfaite que lorsqu'on regarde* le tout. » (Site internet de l'Agence Science-Presse, «Les Enfants dans le miroir», d'Isabelle Burgun, 22 février 2011).

Le principe des complexes est que l'on regarde à la loupe une partie de notre corps, ce qui est un non-sens, en focalisant notre attention sur un défaut, exacerbant sa perception, ou même, créant un défaut là où, objectivement, il n'y en a pas ! Cela peut virer à l'obsession, parfois la plus saugrenue : des oreilles soi-disant décollées qu'il faut à tout prix cacher, une bosse microscopique sur le nez, que seule sa propriétaire voit, des hanches trop rondes qui pourraient être simplement généreuses…

Faire l'exercice de prendre un peu de recul face au miroir permet de voir son prétendu défaut dans un contexte : une trop grosse poitrine ? C'est si joli avec une taille fine ! Un nez proéminent ? Avec cette frange à la Françoise Hardy, cela donne un sacré caractère à votre visage. Les éléments du corps n'ont aucune signification s'ils sont pris isolément puisque, par définition, ils n'existeront jamais de manière indépendante. En architecture comme chez les êtres humains, en peinture comme dans la nature, la clé de voûte de la beauté tient en un seul mot : harmonie.

À RETENIR

La minceur extrême n'est pas la norme. Si l'on observe un tant soit peu autour de soi, les rondeurs sont statistiquement le lot de la plupart des femmes. Cette tendance progresse avec l'époque, ainsi qu'avec l'âge des femmes. N'être pas mince, avoir quelques kilos de « trop » (par rapport à quoi ?), c'est le lot de toutes les femmes ou presque. Pourtant, cela n'empêche pas la beauté.

Une femme ronde plaît autant qu'une femme mince. Aujourd'hui, si le corps mince est encore mis à l'honneur dans les médias de manière très insistante, il en va différemment dans la sphère du privé, où les hommes avouent qu'une femme ronde peut, au premier abord, susciter chez eux davantage d'intérêt. C'est important de le savoir pour cesser enfin de contraindre son organisme à la minceur inutilement.

La clé de voûte de la beauté : l'harmonie ! Qu'elle soit dans la minceur ou la générosité, l'harmonie est fondamentale dans la beauté. En effet, le corps humain s'envisage dans sa globalité et non de manière fractionnée. C'est un équilibre savant, où les parties du corps se répondent, se compensent naturellement et donnent un effet général qu'il faut considérer le plus loin possible de son miroir !

Apprenez à gérer vos émotions

« Les prises alimentaires émotionnelles, c'est lorsque nous mangeons en réaction à une émotion. Pour l'étouffer par exemple. Ou bien parce que notre histoire, notre éducation, notre construction imaginaire nous a programmés pour nous pousser à manger face à telle ou telle émotion. »

Stéphane Clerget, interview pour www.psychologies.com

Témoignage

« J'ai de grosses responsabilités dans l'entreprise où je travaille. Plus j'ai gravi les échelons, plus j'ai grossi, c'est bien simple ! Bien sûr, j'avais de plus en plus de repas d'affaires, mais c'est surtout avec le sens des responsabilités que sont venus les kilos, il me semble. Quand on devient manager, il est indispensable de faire bonne figure, de montrer notre solidité et notre imperturbabilité face aux aléas du marché et aux tensions internes. J'ai été la victime d'une très forte pression de la part de mes supérieurs hiérarchiques et, pour garder le cap, je crois que je me suis beaucoup consolée, rassurée et récompensée avec une nourriture réconfortante. Lorsque j'ai compris que mon espérance de vie était en jeu, j'ai décidé d'agir. J'ai essayé de comprendre à quels moments la nourriture était un refuge, un instrument de compensation. J'ai déterminé différentes situations de conflit avec mon équipe et mon chef. Une fois identifiées, ces situations ont été naturellement dédramatisées, puisque je pouvais mettre des noms dessus. Il y avait le "coup de pression du vendredi soir" de mon chef, le "chantage affectif" de la responsable de production, etc. J'ai pu ainsi relativiser et tenir à distance les émotions que ces épisodes suscitaient en moi. En anticipant

les situations et les émotions, j'ai enfin pu lâcher prise avec elles et cesser de les prendre de plein fouet. Croyez-le ou non, mais j'en ai oublié la tablette de chocolat tapie dans mon casier de bureau… »

Catherine, 47 ans.

Un peu de théorie

Comment les émotions jouent-elles sur la prise de kilos ?

Nous sommes naturellement disposés à vivre une vie quotidienne remplie d'émotions plutôt modérées. En effet, les émotions fortes et extrêmes ne nous sont pas naturelles, elles exercent sur notre esprit une sorte de pression qui peut être violente, difficile à supporter. Sans parler des événements graves de la vie, tels que les accidents, les deuils, les licenciements, de simples angoisses liées au travail ou à ses proches peuvent tenir ce rôle d'émotions plus fortes que la moyenne. L'être humain a tendance à compenser ces émotions, à tenter de les neutraliser pour revenir à cette moyenne. La compensation peut facilement passer par la nourriture puisque c'est une activité quotidienne, universelle. C'est la plus accessible, puisque c'est un passage obligé pour tous, à plus ou moins long terme. Jeûner un jour est possible, jeûner toujours, non.

Nous vivons aujourd'hui dans une société où nous sommes sans cesse soumis à un certain stress (au sens large de « pression »), à des changements permanents, ce qui a pour effet physiologique de favoriser notre production d'insuline. Cette hormone favorise le stockage et inhibe la sensation de satiété, ce qui, à long terme, a pour effet de nous faire prendre du poids.

Enfin, quelqu'un qui est victime d'émotions fortes ou extrêmes aura tendance à se concentrer sur ces émotions, à se laisser submerger ou à rassembler ses efforts pour essayer de les contenir. De ce fait, il diminuera ses activités physiques, ce qui participera à sa prise de poids.

Anticiper les émotions

Parce que nos émotions jouent un rôle essentiel dans la prise de poids, il est important d'apprendre à les connaître, pour pouvoir déjouer le mécanisme « émotion/compensation » qui, sinon, peut rester inconscient et donc incontrôlable. Voilà les questions que l'on peut se poser, afin d'établir un répertoire des situations et des émotions qu'elles provoquent.

Commençons par les situations de conflit, les plus propices à provoquer chez vous de la tristesse, de la colère, de la rancœur. Y a-t-il des sujets permanents de désaccord, que ce soit au sein de votre famille, dans votre équipe professionnelle, dans votre groupe d'amis ? Ensuite, faites le point sur vos angoisses : que redoutez-vous le plus ? Dans quelles circonstances ?

Quels sont les moments où les conflits, les désaccords et les craintes latentes resurgissent ? Savoir cela permettra, si vous avez bien en tête les réponses, d'anticiper les émotions qui vont avec. Connaître les schémas et leur répétition, c'est une manière de les tenir à distance et, pourquoi pas, d'en faire ce que vous voulez. Vous redevenez ainsi maître à bord de votre esprit et ne vous laissez plus embarquer malgré vous dans des chemins qui perturbent votre équilibre émotionnel. Naturellement, le besoin de compensation devrait disparaître, puisque vous n'êtes plus piqué à vif par votre entourage. Vous serez à la fois libéré de vos contrariétés de fond, mais aussi de la culpabilité d'avoir cédé à la tablette de chocolat pour de mauvaises raisons.

Accompagner les émotions

Une fois que l'on a fait connaissance avec les émotions qui provoquent une envie de manger indépendante de la sensation de faim, il faut en effectuer un classement. Quelles sont les émotions authentiques ? Quelles sont les émotions superflues ?

Le savoir vous permettra d'en éliminer littéralement certaines (celles qui sont superflues), pour vous concentrer sur celles qui sont essentielles. Car oui, il est indispensable de vivre pleinement certaines émotions, même si celles-ci vous semblent difficiles à subir à certains moments. Par exemple, il est nécessaire de vivre pleinement les deuils pour continuer à avancer sans angoisses, alors qu'il n'est pas forcément utile de s'imposer à soi-même une pression d'enfer pour un dossier pas rendu à temps à un client. Logique, non ? Mais surtout indispensable pour ne pas faire de sa vie un enfer ! Pourtant, lorsque nous sommes pris dans la machine implacable du quotidien, nous avons parfois du mal à lâcher prise sur les émotions superflues, notre vision d'elles étant déformée. Il peut arriver à quelqu'un de surmené, ou simplement de consciencieux, de penser qu'un oubli de réservation d'une salle de réunion est une catastrophe.

Il s'agit pour chacun de faire la part des choses. Généralement, il s'avère que les émotions nécessaires se cantonnent à la sphère du privé, riche en affectivité, quand les émotions superflues proviennent de la sphère professionnelle ou sociale, qui est davantage faite de normes et de codes.

À RETENIR

Émotions et prise de poids… Plus on est sujet aux émotions fortes, plus on a tendance à vouloir naturellement rétablir la normalité. Cela signifie qu'il nous faut compenser, le moyen le plus facile et accessible étant la nourriture. Par le goût comme par le fait de se remplir l'estomac, elle procure un certain plaisir qui permet de faire diversion et de rétablir le bien-être.

Anticiper est essentiel. Ce qui fait la violence de la plupart des émotions, c'est le fait qu'elles soient prises de plein fouet par la personne qui les ressent. Si on ne s'attend pas à ressentir de l'angoisse, celle-ci est bien plus forte car non maîtrisée et cause ainsi bien plus de souffrance. Si la souffrance est grande, le désir de la compenser l'est d'autant plus.

Hiérarchiser ses émotions. Il est important de ne pas perdre de vue que certaines émotions sont nécessaires à vivre, même si elles sont souvent douloureuses sur le moment. Il faut les vivre pleinement, sans chercher à les atténuer. D'autres, au contraire, sont totalement dépourvues de sens. C'est, en général, le cas des émotions qui ont trait avec les normes sociales imposées.

Apprenez à vous mettre en valeur

« La beauté d'une femme tient à l'idée qu'elle s'en fait. »

Clémence de Biéville, *Le Meilleur des mariages*

Témoignage

« Quand j'étais adolescente, j'étais coupée à la garçonne, je portais des polos, ce qui se mariait à merveille avec mes épaules d'athlète… Bien plus pratique, disais-je à qui voulait l'entendre. Je ne remportais pas un franc succès auprès des garçons et cela commençait à m'ennuyer ! Surtout que sous l'apparence d'un camionneur, j'étais assez jolie, d'après ce que me disaient mes amies. Toujours est-il que je n'avais pas la moindre idée de la manière dont je devais m'habiller pour faire "fille", comme je disais à l'époque. À la maison, ce n'était pas la préoccupation particulière. Ma mère était professeur de gymnastique et mes trois grands frères, parfaits pour m'apprendre le plaquage, n'auraient pas été du meilleur conseil en matière de mode et de maquillage.

C'est une amie qui m'a un jour prise par la main et m'a emmenée faire les boutiques. Au début, je me sentais déguisée dans les vêtements que j'essayais. Trop de couleurs, des étoffes trop chichiteuses… Mais, au bout d'un certain temps, nous avons compris ensemble que le "décontracté chic" m'irait à merveille. Jupes trapèzes, talons plats, couleurs sobres rehaussées d'une touche plus vive… Ces attributs féminins me sont rapidement devenus naturels, j'ai gagné en confiance en moi et j'ai fini par me trouver très "fille" ! Plus personne n'a eu l'idée de montrer du doigt en ricanant mes larges épaules ou mes cuisses un peu trop musclées, car plus personne ne les voyait, sous mes mignonnes petites robes tennis. »

Gwenaëlle, 34 ans.

Un peu de théorie

Déterminez vos points forts

On a vu, pour le bonheur de tous, fleurir ces dernières années à la télévision une foule d'émissions consacrées à la confiance en soi et au relooking de Mme Tout-le-Monde. Les ficelles peuvent paraître épaisses dans ce genre de programmes, mais bien souvent, la vision du relookeur est juste, peut-être simplement parce que c'est un point de vue extérieur. Quand on se regarde, seule, devant la glace, il est bien difficile de se dire que finalement, l'arrondi de nos épaules n'est pas si mal, que notre taille est fine ou que nos yeux clairs illuminent notre visage. Pourtant, c'est peu de dire que ces atouts éclipseront de manière très efficace les défauts de rondeur un peu trop prononcés, du moins selon nous.

Il est donc nécessaire de faire appel à un autre que soi. Nous nous connaissons trop bien et avons forcément une vision de notre corps différente de l'impression que l'on donne. Un œil extérieur vous permettra d'envisager des points forts jusqu'à présent toujours négligés, il vous donnera une autre vision de vous-même.

Il est vraiment possible aujourd'hui de jouer avec des formes prononcées. De nombreuses marques de prêt-à-porter ont une ligne adaptée aux silhouettes les plus rondes, sans les camoufler. Vous y trouverez des décolletés vertigineux, des tailles marquées, des jupes plutôt sexy… tout ce qu'il faut pour aimer s'habiller, se plaire et plaire aux autres.

L'essentiel avec le fait de savoir se mettre en valeur, c'est de déclencher une démarche positive.

Tentez l'inhabituel, vous vous découvrirez autrement

Le lâcher-prise consiste pour beaucoup à voir la vie autrement. Pourquoi ne pas appliquer cette méthode à notre apparence ? L'effet de nouveauté, s'il est réussi, gommera vos petits complexes. De même que la vision de quelqu'un d'autre sur vous vous permettra de changer de point de vue, modifier des habitudes cosmétiques ou vestimentaires vous fera peut-être envisager votre apparence sous un autre angle, renforçant votre confiance en vous-même : vous avez osé et c'est une réussite !

Il se peut, par exemple, que votre coupe de cheveux ne soit pas celle qui mette en valeur le plus sûrement votre beauté. Prenez donc conseil auprès d'un spécialiste, sans a priori ni peur. De même, si vous avez été habituée à porter depuis toujours des vêtements un peu trop pratiques pour être réellement féminins, pourquoi ne pas surprendre votre entourage en arborant un jour une jolie robe et des talons (pas trop hauts, si c'est la première fois !) ? Non seulement le premier effet d'étonnement vous fera sûrement plaisir, mais peut-être révélerez-vous de vous-même une partie insoupçonnée jusqu'alors.

Nous ne sommes pas faits d'un seul tenant. Notre caractère a de multiples facettes. Il est important de pouvoir jouer avec son physique comme on l'entend, sans barrières psychologiques, au gré de ses humeurs et de ses envies. Notre apparence et notre personnalité doivent pouvoir vivre en harmonie et cela passe souvent par des tentatives de changement. Se percevoir autrement permet de voir la vie autrement.

Soyez sûr de vous, les autres vous verront comme tel

Il est souvent difficile, pour les personnes qui ont peu d'estime d'elles-mêmes, de comprendre que les autres n'ont pas d'idées préconçues et que, si elles renvoient l'image de quelqu'un d'assuré, les autres l'accepteront ainsi, et elles en seront payées en retour. Plaisez-vous, vous plairez aux autres. Facile à dire… C'est la meilleure manière de mettre en avant vos atouts le plus naturellement du monde.

Lorsque l'on se considère comme un peu trop rond, apprendre à aimer son corps tel qu'il est, voilà qui est absolument indispensable pour cesser de le punir et sortir du cercle vicieux « Je ne m'aime pas – Je me défoule sur la nourriture pour me consoler (à quoi bon essayer de mincir ?) – Je grossis encore – Je m'aime encore moins ». Le respect de soi-même est le premier pas vers le lâcher-prise pour maigrir.

Ainsi, oser des tenues vestimentaires de mince peut, par exemple, faire renvoyer l'image de quelqu'un d'assuré. De même, privilégier l'humour, la sociabilité, la gaieté, plutôt que l'effacement, donnera à votre entourage une impression évidemment positive. Inutile de stigmatiser vos défauts en vous retranchant derrière eux, s'ils sont bien présents, cela ne vaut pas la peine de s'y attarder ni de les commenter ! Pour vous aider, dites-vous que les seules caractéristiques de vous que les autres verront, même physiques, seront celles que vous déciderez de mettre en avant. Même si ce principe n'est pas tout à fait vrai, cela vous aidera à faire la part de ce que vous voulez montrer.

À RETENIR

Nous avons tous des atouts physiques. Trop gros, trop petit, pas assez de poitrine ? Ces caractéristiques ne sont des défauts que parce que nous les voyons comme tels. Et bien souvent, elles cachent des atouts irrésistibles : une poitrine généreuse, une taille fine, des attaches délicates, de jolis yeux. Il s'agit de les identifier, ou de les faire identifier par un proche de confiance.

Voir son corps autrement, voir la vie autrement. Changez tout ! Vous aurez peut-être la surprise de découvrir toute la beauté qui sommeille en vous. Parfois, changer un seul élément (coiffure, maquillage, style de vêtements) permet de découvrir qui d'autre l'on peut être. Pour lâcher prise dans le but de maigrir, il faut faire vivre son corps au gré de ses humeurs et envies, être en harmonie avec lui.

Montrer de l'assurance donne de l'assurance. Montrer de l'assurance est la meilleure manière d'en acquérir. Plus votre entourage sera persuadé que vous êtes sûr de vous, plus il agira en conséquence, ce qui vous donnera cette assurance. C'est un cercle vertueux qu'il suffit d'enclencher. De même, montrer que l'on se trouve beau est une méthode radicale pour diffuser cette idée auprès des autres.

Fatigue et surpoids

« Peu de personnes connaissent le lien existant entre sommeil et obésité. Mais, le manque de sommeil peut être un facteur qui favorise la prise de poids et à l'inverse, une obésité peut entraîner des troubles du sommeil qui engendrent : fatigue et somnolence. »

Caroline Beltrami, diététicienne

Témoignage

« J'ai pris les commandes d'un nouveau poste il y a deux ans, et avec cette promotion, des responsabilités énormes, une grosse charge de travail et des enjeux très importants à gérer. Évidemment, ma vie sociale en a pris un bon coup : j'ai arrêté de sortir, de voir du monde... Inutile de préciser que je ressentais pas mal de culpabilité envers ma famille, à qui j'essayais de me consacrer pleinement durant les week-ends. Cela m'épuisait littéralement, je n'avais pas le temps de récupérer. De plus, mes horaires de travail n'ont jamais été si étendus. Le plus souvent, je partais de chez moi vers 7 h pour ne rentrer que vers minuit. Il est vrai que cela ne me pesait pas vraiment, je ne voyais pas les journées passer, à cause du stress et de la multitude de dossiers à traiter. Pourtant, je suis fatiguée en permanence, mais j'ai l'impression d'avoir appris à vivre avec cette fatigue et que je ne m'en déferai jamais... J'ai pris beaucoup de poids pendant ces deux années, bien entendu. Je pense qu'il y a plusieurs raisons à cela. D'abord, j'ai arrêté le sport. Plus le temps ! Ensuite, je grignote pour tromper la fatigue. Et enfin, je me nourris mal, de choses très sucrées et très réconfortantes, pour essayer de me distraire du stress permanent.

Aujourd'hui, j'ai toujours ce job que j'adore, j'ai atteint les objectifs fixés, mais je ne me reconnais plus : c'est comme s'il m'avait transformée physiquement ! J'ai décidé d'agir, mais je ne sais pas par où prendre les choses… »

Marina, 43 ans.

Un peu de théorie

Travailler beaucoup et peu dormir font grossir

Plutôt que de se concentrer sur la perte de poids à tout prix, concentrez-vous d'abord sur votre hygiène de vie. Celle-ci commence par un sommeil de qualité et une vie équilibrée.

Selon une étude menée par des chercheurs de l'université d'Helsinki de 2005, la surcharge de travail peut entraîner une prise de poids. De cette étude effectuée sur 9 000 employés, hommes et femmes entre 40 et 60 ans, il ressortait que la plupart des personnes déclarant avoir pris du poids l'année passée travaillaient au-delà des 40 heures hebdomadaires classiques en Finlande et avaient, de ce fait, du mal à concilier vie professionnelle et vie de famille. De plus, ces personnes affirmaient ressentir une fatigue permanente. Conclusion : la fatigue au travail mène à une alimentation anarchique, à la fréquentation du distributeur automatique de friandises et à faire moins d'exercice physique (en effet, on prend par exemple moins volontiers le temps d'aller faire un tour entre midi et deux, lorsque l'on croule sous les dossiers à traiter).

Allant de pair avec une vie professionnelle surchargée, le manque de sommeil participe lui aussi à la prise de poids. Le sommeil permet de réguler l'hormone qui donne la sensation d'appétit : théoriquement, moins on dort, plus on ressent la faim fréquemment et intensément.

En somme, vivre dans le stress et l'agitation rend l'alimentation accessoire : on n'y pense plus que comme à un carburant, c'est elle qui finit par s'adapter à notre emploi du temps et non l'inverse.

Quelques astuces alimentaires pour lutter contre la fatigue

On est souvent trompé par sa sensation de fatigue. Quand elle se fait ressentir, on a tendance à se jeter sur les sucreries et à répondre ainsi à un appel physiologique primaire. Mais il faut lâcher prise avec vos pulsions et essayer de privilégier, quand c'est possible, les aliments contenant suffisamment d'éléments nutritifs pour donner de la bonne énergie, à moyen et à long terme. Il y a d'abord tous les aliments riches en fer : viande rouge, boudin, abats, mais aussi les lentilles. Il y a également ceux qui sont riches en vitamine B : les laitages, les œufs, le poisson, la viande. Bien sûr, les fruits et légumes frais sont toujours recommandables, pour leur teneur en vitamines s'ils sont crus ou juste cuits à la vapeur. Enfin, on n'y pense pas toujours assez : buvez ! L'eau est, après l'air, le deuxième élément qui nous est indispensable. De préférence de l'eau claire ou des infusions (le thé et le café ont tendance, après leur premier effet « coup de fouet », à faire ressentir par contrecoup davantage la fatigue) et à raison d'un litre et demi à deux litres par jour. Vous pourrez constater que l'hydratation a un effet quasi miraculeux sur la sensation d'épuisement. L'eau vous aidera à faire fonctionner vos reins, organes essentiels dans l'élimination des toxines.

Enfin, si vous souhaitez mincir sans régime et en pleine forme, n'hésitez pas à demander à votre médecin des compléments alimentaires (vitamines, oligo-éléments) qui pourraient vous aider à garder votre équilibre.

Favorisez votre sommeil

Pour mincir… dormez. Quelle meilleure solution pour calmer le stress, se sentir en meilleure forme ?

Il est fréquent de se prendre au jeu d'une série télé à suspense, de surfer sur Internet jusqu'à pas d'heure malgré la fatigue, ou même de sortir voir des amis alors que l'appel du lit se fait entendre.

Première règle importante : essayez de vous coucher et de vous lever à des heures régulières. Tenez compte de vos besoins en sommeil, de vos horaires de travail et de vos cycles de sommeil. Vous verrez qu'après peu de temps, si vous avez trouvé l'heure qui vous convient, votre organisme enregistrera, comme il se cale sur un nouveau fuseau horaire, ces petites habitudes. Vous obtiendrez ainsi un sommeil plus profond, donc de meilleure qualité.

Évitez les écrans deux heures avant de vous coucher. Leur luminosité maintient votre cerveau en état d'excitation, il sera plus difficile de vous décontracter. Il va de soi, par conséquent, que la place de l'ordinateur portable n'est certainement pas ni dans votre lit, ni même dans votre chambre à coucher ! Les lumières clignotantes que produisent certains modèles peuvent troubler votre sommeil de manière importante, sans même que vous vous en rendiez compte. Enfin, ne surchauffez pas votre habitation. Préférez ajouter une couverture sur votre lit, vous dormirez bien mieux la tête au frais.

Qui a dit que mincir demandait des efforts redoutables ? Décompressez, reposez-vous, cela fait partie intégrante du processus de perte de poids.

À RETENIR

Le travail, c'est vraiment la santé ? C'est prouvé statistiquement, travailler au-delà de la norme, être stressé par son emploi, cela fait prendre du poids. Quand la vie professionnelle prend toute la place, il n'y a plus de temps ni pour le plaisir ni pour la convivialité, les repas sont expédiés, souvent trop riches pour « tenir le coup » et l'exercice physique est mis de côté.

Mangez « antifatigue » ! La lutte contre la fatigue peut passer par l'alimentation. Il faut privilégier une nourriture riche en fer et en vitamine B, manger de tout et penser à s'hydrater. La qualité du « carburant » est essentielle au fonctionnement durable du moteur. Laissez donc aussi tomber les sucres rapides, vous verrez qu'à moyen terme, vous sentirez la forme vous gagner.

Apprenez à dormir. Bien dormir, cela s'apprend. La qualité du sommeil est essentielle, au moins autant que la quantité, pour se sentir reposé et lutter ainsi contre les kilos superflus. Il faut observer une certaine régularité dans les horaires, bien sûr, mais aussi bannir certaines activités avant l'heure du coucher et enfin, dormir dans une atmosphère fraîche.

Chouchoutez votre couple, aimez votre corps

« Un baiser apaise la faim, la soif. On y dort. On y habite. On y oublie. »

Jacques Audiberti, *La Poupée*

Témoignage

« J'ai très vite compris quelle importance avait mon bien-être amoureux dans les errances de ma courbe de poids. C'est bien simple, quand je suis heureuse en couple, je fonds... et je reprends tous les kilos perdus quand une histoire d'amour se termine. Ainsi, lorsque j'ai rencontré Jean, j'étais ronde : je pesais 73 kg pour 1,55 m. Notre coup de foudre fut immédiat, mais nous nous sommes courtisés longtemps. Pendant toute cette période, j'avais la tête dans les nuages et je pensais tout le temps à lui... au point d'en oublier de me nourrir ! J'ai fondu, d'autant que les premiers mois ont été merveilleux et que j'ai continué sur cette lancée. Mes proches avaient du mal à me reconnaître. J'ai stabilisé mon poids car je me sentais vraiment bien avec Jean et l'envie de me réfugier dans la gourmandise m'était devenue totalement étrangère. Et puis, cette belle histoire s'est finie et les kilos sont revenus avec la vie de célibataire. Lors de ma rencontre avec Nicolas, même schéma ! Cependant, la suite est un peu différente. Je vis avec lui depuis 8 ans et nous filons le parfait amour. Après s'être à nouveau stabilisé à la baisse, mon poids a fini par reprendre ses droits : de bons petits plats à deux en dîners chez les amis, nous nous sommes arrondis tous les deux. Ma première grossesse m'a laissé quelques kilos supplémentaires sur les hanches, mais je ne suis pas inquiète le moins

du monde. Nicolas me trouve belle ainsi, je suis maintenant son épouse et c'est l'essentiel. »

Céline, 31 ans.

Un peu de théorie

L'amour nourrit l'estime de soi et permet le lâcher-prise

Se focaliser sur ses kilos en trop, on l'a vu, est vain, si cela n'est pas précédé de quelques questions : quelle vie me suis-je construite et quelle est son incidence sur ma personne et mon poids en particulier ?

En premier lieu, pour parler trivialement, l'amour fait diversion : il nous extrait de la banalité, des soucis et autres sentiments négatifs que l'on peut avoir coutume de chasser avec des plaisirs alimentaires. Ainsi, lorsque l'on est intensément amoureux, on a tendance à ressentir une impression d'appétit coupé, à penser à autre chose. L'émotion positive est forte et prend toute la place dans notre vie. Les occasions de craquage, avec la vie à deux, se raréfient. Car pour craquer, il vaut mieux être seul, sans interlocuteur ni regard extérieur culpabilisant, même involontairement.

Aimer et être aimé, cela renforce l'estime de soi. Ce pic d'estime amène non seulement au respect de soi, mais aussi à l'abandon d'une éventuelle logique de dévalorisation-punition, ou de dévalorisation-réconfort. Au contraire, on entre dans un cercle vertueux où l'on puise dans sa propre estime la force que l'on peut trouver, quand tout va mal, dans la nourriture. On se sent plus léger, mais on a aussi envie de l'être et cela passe d'abord par la nourriture. Et puis, on a envie de plaire, d'apparaître sous son meilleur jour. Qui n'a jamais revu une amie après plusieurs mois et ne l'a pas trouvée méconnaissable, amincie, presque rajeunie ? L'explication est toujours la même : l'amour !

L'amour enclenche la spirale du respect de son corps

De nombreux nutritionnistes l'affirment, les femmes qui souhaitent mincir et recommencent à s'aimer soignent de plus en plus leur présentation, au fil des séances. Elles arrivent souvent la première fois avec une lingerie dépareillée et défraîchie, une épilation approximative, une peau qui manque cruellement d'hydratation... pour revenir ensuite en étant passées chez l'esthéticienne et en s'étant fait cadeau d'un joli ensemble en dentelle. Conclusion : lorsque l'on commence à s'aimer un peu, on prend soin de soi et inversement. Il en est exactement de même lorsque l'on se sent aimé et que l'on apparaît nu devant quelqu'un. Lorsque notre corps est admiré, aimé pour ce qu'il est, avec ses qualités et ses (petits) défauts, on a davantage tendance à souhaiter le valoriser. On cesse, tout naturellement, parfois même inconsciemment, de lui infliger ce qui est, à terme, mauvais pour lui : sucreries, apéritifs à rallonge, mais aussi parfois tabac, manque de sommeil... La reprise en main se fait à ce moment. Par le respect et l'amour de l'autre, on acquiert le respect et l'amour de soi et cela passe d'abord par le corps.

Si vous n'en avez pas l'habitude, tentez le coup, vous serez surpris de l'effet produit : une séance en institut de beauté vous fera le plus grand bien, y compris au moral. Et vous verrez qu'il est bien plus facile, presque naturel de mincir lorsque l'on commence par aimer un tant soit peu son corps et que l'on pense que le jeu en vaut la chandelle.

Faire l'amour, un euphorisant qui coupe la faim

Lâcher prise ne signifie pas laisser-aller. Il y a un phénomène auquel il faut veiller : on note une prise de poids générale des personnes qui sont en couple depuis longtemps. Si cette prise de poids n'est pas forcément due au fait d'être en couple, mais simplement au fait de prendre de l'âge et à l'évolution hormonale de chacun, la vie à deux, voire en famille, peut malgré tout favoriser l'embonpoint : on devient plus casanier, on préfère les bons petits plats et les longs repas aux sandwiches avalés avant de ressortir voir du monde.

Il est possible de lutter contre ce problème, d'une manière détournée et plus agréable que de se mettre au régime à deux !

En effet, faire l'amour provoque, par des réactions chimiques, une sensation de plaisir qui est équivalente à celle provoquée par la consommation de drogues ou d'aliments sucrés en grande quantité. Les personnes qui font l'amour fréquemment (mais il ne suffit pas de faire l'amour, il faut en retirer un certain plaisir !) ont donc un besoin moindre de chercher le plaisir par ailleurs, notamment avec la nourriture. Si l'on est épanoui sexuellement, les compensations ne se font plus nécessaires.

C'est aussi une activité, sur le plan purement physique, dont les dépenses caloriques ne sont pas négligeables ! En effet, faire l'amour intensément pendant une demi-heure fait en moyenne brûler 300 calories. N'en faites pas trop malgré tout, faire l'amour doit rester un plaisir et non une séance d'entraînement au marathon de New York.

À RETENIR

L'amour remplit d'émotions positives. Les émotions occupent une place importante dans notre vie et interfèrent grandement dans notre manière de nous alimenter. Lorsque l'on est amoureux, on est pleinement à ses émotions et comme celles-ci sont positives, on n'a pas besoin de les oublier par des plaisirs alimentaires. L'alimentation refuge, celle qui fait prendre du poids, est mise de côté.

Respectez votre corps et allégez-vous ! La vie de couple est la meilleure occasion de vouloir dévoiler son corps. C'est le moment où l'amour de l'autre se transforme en amour de soi, en respect de soi et en désir de faire du bien à son corps. N'hésitez pas à prendre soin de vous, à remercier votre corps par une alimentation dont vous ressentez qu'elle est saine, votre corps vous en remerciera !

Faites l'amour ! Non seulement vous dépenserez des calories par le simple effort physique fourni, mais le plaisir que vous en retirerez vous détournera (normalement) de vos raids nocturnes sur le réfrigérateur. Les sensations éprouvées lorsque vous faites l'amour sont censées procurer le même bien-être que la consommation d'une barre de très bon chocolat… ou inversement.

Combattez l'ennui plutôt que les kilos

« Manger permet de ne pas penser et lutter contre l'envie de manger permet aussi de ne pas penser. Merveilleux système que voilà : on mange ou on ne mange pas, dans les deux cas, on ne pense qu'à ça et donc pas à… Pas à quoi ? Ah, mais, je n'en sais rien, je donne ma langue au chat. »›

Gérard Apfeldorfer, www.psychologies.com

Témoignage

« Mon départ à la retraite a marqué un changement dans ma vie, comme pour beaucoup de mes amis. D'un coup, je me suis retrouvé à errer sans but, à ne pas savoir pourquoi me lever le matin. C'est vrai que ma vie professionnelle avait beaucoup compté dans mon existence ! Et que je n'avais pas vraiment pensé à préparer cette retraite. C'était une vraie période de flottement pour moi, d'autant que Christiane, ma femme, exerçait encore une activité professionnelle. Mes journées, donc, étaient bien vides et je restais assis dans le canapé à regarder les programmes télé de la journée défiler devant mes yeux, sans même me concentrer dessus. Je me levais de temps en temps du canapé, toutes les vingt minutes environ, pour aller grignoter quelque chose à la cuisine, sans réelle gourmandise, ni vraiment avoir faim, à force !

En six mois, j'ai dû prendre 6 kg, à force d'allers-retours canapé-cuisine, mais aussi parce que je manquais cruellement d'activité physique : la grande sortie de la journée était tout de même d'aller acheter une baguette de pain pour le déjeuner… C'est quand j'ai enfin repris le dessus, en m'inscrivant à plusieurs associations et en recommençant à sortir voir du monde, que tout est rentré dans l'ordre. De fait, j'avais du jour au lendemain cessé de grignoter, puisque j'avais chassé l'ennui de ma vie. Au bout d'un certain temps, je n'ai même plus eu une seule minute à moi pour souffler ! Alors, plonger dans les réserves d'épicerie, très peu pour moi. »

Jean-Louis, 67 ans.

Un peu de théorie

Éteignez la télévision

Beaucoup regarder la télévision et être en surpoids semblent être en étroite relation. Selon une étude de 2009 menée par l'université de Birmingham, la télévision est mise en cause, car elle colonise l'esprit de celui qui la regarde, dont la perception est altérée. Il en vient à oublier ce qu'il a mangé, son évaluation de la prise alimentaire est minimisée. Le téléspectateur a tendance à trop manger, car il ne réfléchit pas à ce qu'il mange en fonction de ce qu'il a déjà mangé durant la même séance.

Ensuite, plus précisément que la télévision, la publicité, qui est très présente à la télévision, incite à manger et déconnecte l'envie de manger de la faim. En effet, la publicité présente l'aliment sous son jour le plus appétissant, souvent, d'ailleurs, de manière très artificielle et irréaliste. De plus, la publicité attache une importance essentielle au temps de présentation du produit. Il est sous nos yeux le plus longtemps possible. Et, autant que possible pour l'annonceur, la publicité pour un aliment passe aux heures où soit nous avons faim naturellement, soit nous ne sommes pas rassasiés, c'est-à-dire juste un peu avant l'heure des repas, ou précisément à l'heure des repas. Bizarrement, beaucoup moins juste après…

Enfin, la télévision incite à la sédentarité. Quand on a un moment de libre et que l'on choisit de regarder la télévision, on brûle autant de calories que pendant notre sommeil. De ce point de vue, il est plus intéressant d'aller faire les boutiques !

Remplissez votre emploi du temps

Comme le dit le proverbe : « *L'oisiveté est la mère de tous les vices.* » Quand on ne fait rien, que l'on s'ennuie, les angoisses les plus profondes ont tendance à remonter à la surface. Il est alors facile de ruminer son malheur (au sens propre comme au figuré), même s'il est tout relatif. Or manger semble être pour nombre d'entre nous le dérivatif le plus accessible aux pensées noires. On occupe d'ailleurs aussi bien ses pensées à lutter contre l'envie de manger, qu'à se lever de son siège pour aller grignoter sans réelle envie. C'est pourquoi il faut donner la place vacante dans votre esprit à d'autres choses qu'aux angoisses, donc qu'à l'envie de vous nourrir pour rien. Et si vous vous remettiez à la guitare ? Non seulement les cours prennent du temps, mais la préparation de ceux-ci peut mobiliser un nombre d'heures extensible dans la semaine. De même, si vous bannissez l'hyperactivité de votre vie, ou que vous êtes casanier, surfer sur Internet est bien préférable à une séance de télévision : lorsque l'on est devant l'ordinateur, notre attitude est moins passive que devant une série américaine ou un jeu télévisé. L'esprit est davantage mobilisé et ne se laisse pas entraîner vers ses tourments. Et puis, l'ordinateur, tout comme un instrument de musique ou un jeu de patience, mobilise les mains et c'est très important. En effet, cela permet une double occupation, physique et mentale, qui laisse moins de place au grignotage.

Travaillez vos relations aux autres

Manger peut être le moyen de remplir un vide affectif, intellectuel, spirituel. En cultivant vos relations humaines, vous sortirez de vous-même, vous aurez d'autres préoccupations que votre personne, votre bien-être et vous enrayerez vos angoisses par le souci d'autrui, par le désir de vous occuper de votre entourage. Si vous avez besoin de méthode, tenez votre agenda en vous fixant des rendez-vous récurrents avec vos relations. Vous essaierez de dîner avec telle amie tous les trois mois, vous ferez une partie de bridge avec ce groupe deux fois par mois et pourquoi pas réunir toute votre famille chez vous toutes les cinq semaines ? Si cela peut passer pour stakhanoviste les premiers temps, les relations se nourriront et s'enrichiront d'elles-mêmes assez rapidement. Vous aurez ainsi de nombreux événements à anticiper, à préparer, et ceux-ci, ainsi que les personnes que vous aurez à voir, occuperont davantage vos pensées. Plus disponible pour les autres, vous verrez que l'envie de tourner en rond chez vous, en grignotant sans faim et par pur ennui, ne sera bien vite plus qu'un mauvais souvenir.

Lâcher prise pour maigrir, c'est cela aussi : lâcher prise avec ses propres soucis, ses angoisses latentes. C'est décider de les laisser nous traverser pour préférer aller vers les autres. En résumé, c'est apprécier le temps qui passe et le monde qui nous entoure, plutôt que de se complaire dans un vide qui nous angoisse.

À RETENIR

La télévision est la première coupable. Lorsqu'elle est trop souvent allumée, c'est une responsable de la prise de poids. D'abord parce qu'elle fait perdre conscience de ce que l'on mange et entraîne ainsi une alimentation excessive. Ensuite, la publicité est là pour créer le désir, sans rapport avec la faim. Enfin, la télévision fait souvent préférer la sédentarité à l'activité physique.

Trouvez-vous des occupations. Pour enrayer cette spirale du vide, il est nécessaire de s'organiser un emploi du temps rempli. S'adonner à des activités, notamment à l'apprentissage, est un excellent remède contre l'ennui. Cela monopolise l'esprit mais peut aussi, selon le type de l'activité que l'on choisit, occuper les mains et cela multiplie ainsi les chances d'oublier ses angoisses.

Ouvrez-vous aux autres. En vous tournant vers votre entourage, vous chasserez vos angoisses : vous vous occuperez à sortir leur rendre visite ou à les recevoir et vous occuperez votre esprit à échanger avec eux. Si manger comble chez vous un vide affectif ou intellectuel, vous trouverez certainement auprès d'autrui ce qui vous manque et que vous cherchiez auprès de la nourriture.

Apprenez les goûts, les textures et les odeurs

« Les connaissances gastronomiques sont nécessaires à tous les hommes puisqu'elles tendent à augmenter la somme des plaisirs qui leur est destinée. »

Jean Anthelme Brillat-Savarin

Témoignage

« Le problème que j'avais avec la nourriture, c'est que je la traitais comme un simple carburant. Dans mon enfance, on n'y attachait pas plus d'importance que ça. Les week-ends se finissaient souvent par des tartines de beurre devant la télévision et nous ne retirions pas forcément un grand plaisir à cuisiner ensemble. De fait, la plupart des membres de ma famille souffraient d'un léger embonpoint, à mon avis rétrospectif dû au peu de conscience de leur alimentation. J'aurais pu, à mon adolescence, me nourrir exclusivement de yaourts nature, si cela avait suffi à me fournir de l'énergie. Mes intérêts étaient ailleurs. Et un jour, j'ai découvert, complètement par hasard, un glossaire culinaire dans la bibliothèque de mes grands-parents. Étant, par ailleurs, un amoureux de la lecture et des mots, c'est par cette porte que je suis entré dans le vaste monde de la cuisine. C'est en lisant ces listes de goûts, de textures, ces mises en relation d'aliments n'ayant a priori rien à voir entre eux, que la curiosité m'a piqué et que j'ai eu envie d'en savoir plus. Petit à petit, j'ai entraîné quelques amis dans ma passion et nous avons commencé à écumer les restaurants gastronomiques, mais aussi les simples producteurs, experts en leur domaine, qui nous ont transmis avec un grand plaisir l'amour de leurs produits

respectifs. Fromagers, charcutiers, mais aussi maraîchers m'ont appris à classifier, décortiquer, évaluer, raconter chaque produit, son histoire, sa composition. Un vrai plaisir ! »

Jean-Luc, 42 ans.

Un peu de théorie

Développez votre vocabulaire gustatif

Il est très important de savoir décrire ce que l'on mange, pour pouvoir le percevoir clairement et ainsi, ne pas différer la satiété. Se nourrir en ayant conscience de ses sensations permet de maîtriser la quantité, qui est une des clés de l'équilibre alimentaire.

Si nous oublions parfois de prêter attention à chaque impression provoquée par le fait de manger, c'est pour une bonne raison : la langue française fait défaut. En effet, le vocabulaire se rapportant aux sensations gustatives est très limité, alors que la palette des saveurs est infinie. Il est extrêmement difficile de décrire exactement chaque saveur et c'est une approche subjective la plupart du temps, qui se limite à la perception de chacun. Pourtant, il est possible de décortiquer vos impressions, en mettant en relation des aliments entre eux. Cela ouvre tout un champ de descriptions possibles. Par exemple, un champignon aura goût de terre humide, de sous-bois, de foin coupé. Une viande rouge aura des saveurs caramélisées, des accents chocolatés. Vous risquez de vous surprendre vous-même dans vos comparaisons, en interrogeant votre mémoire gustative ! Et de donner assez vite l'impression d'être un fin gourmet…

Prêtez également attention aux odeurs, aux textures, en interrogeant méthodiquement vos sens tour à tour. Quelle impression tactile cet abricot vous donne-t-il ? Que vous dit sa couleur sur sa maturité ? Si vous identifiez cela, vous maîtriserez mieux votre plaisir de manger.

Questionnez votre assiette

Le bénédicité, qui ne se pratique plus aujourd'hui que dans les milieux très religieux, est une bonne habitude. Revenez-y ! Plus sérieusement, il ne s'agit pas ici de remercier qui que ce soit pour ce repas que vous avez préparé, mais de s'arrêter un instant devant le plat que l'on s'apprête à déguster et de l'observer, de le questionner, seulement pour le déguster en pleine conscience.

Afin de s'habituer à ressentir pleinement la nourriture que l'on consomme, commencez par appliquer une méthode, par questionner votre assiette en faisant appel à chaque sens. Peu à peu, vous vous habituerez à aborder chaque plat ainsi et n'aurez plus besoin de grille d'évaluation. Commencez par considérer l'aspect du plat, sa forme, la quantité de nourriture proposée. Non seulement cette première approche vous permettra de prendre conscience du plaisir à venir, mais aussi, cela vous obligera à patienter un peu, à ne pas vous jeter sur votre assiette sans rien savourer. Les odeurs dégagées par le plat parleront directement à votre cœur, avec leurs ressorts affectifs et les souvenirs qui vont avec. La texture est importante également : est-elle satisfaisante pour vous ? Le goût, évidemment, a une importance capitale sur laquelle nous ne reviendrons pas. Enfin, l'ouïe est le sens qui est considéré comme le parent pauvre de l'alimentation, mais il est pourtant bel et bien sollicité : écoutez craquer la croûte du pain, pétiller l'huile d'olive dans la poêle, vous saliverez à coup sûr…

Pourquoi est-ce important d'identifier ce que l'on mange ?

Avoir conscience des caractéristiques de ce que l'on mange est très important pour entretenir un lien apaisé avec la nourriture, la consommer en juste quantité et de manière équilibrée. D'abord, stimuler son cerveau par différents goûts, différentes textures, de manière consciente, permet d'activer la sensation de satiété. Inversement, lorsque l'on mange sans avoir faim, l'intensité de notre perception gustative des aliments diminue.

Ainsi, l'éducation au goût des enfants, par exemple dans les cantines scolaires lors de la semaine du goût, n'est pas faite pour le seul plaisir de transmettre une culture bien présente en France. C'est aussi un vrai moyen de prévention de la malnutrition et de l'obésité. La perception des saveurs est, en réalité, un remède d'utilité publique ! On y apprend la diversité des aliments, non seulement en les goûtant, mais aussi en les observant.

C'est d'autant plus difficile de militer pour le goût qu'il existe une sorte de loi de fait, qui veut que les aliments ayant le plus de goût soient les plus riches en calories. Le gras est le meilleur exhausteur de goût qui soit, talonné par le sel et le sucre. C'est pourquoi ils sont présents en excès dans les plats préparés. Cela constitue donc un vrai challenge de créer du goût en cuisinant des produits les plus sains possibles. Pour cela, il faut évidemment préférer la qualité et être vigilant quant au choix des produits, prendre le temps de s'y intéresser et apprendre à faire soi-même.

À RETENIR

Tous les goûts sont dans la nature, heureusement ! En cuisine, il existe une variété immense, quasi infinie, de combinaisons de saveurs, de textures et d'odeurs. Malheureusement, la langue française ne suffit pas à les décrire et à les identifier précisément. Pour cela, ayez recours à la comparaison. Vous verrez qu'en y réfléchissant un peu, vous vous surprendrez vous-même par certaines associations.

Utilisez la grille des cinq sens pour manger. Ne négligez aucun des cinq sens ; tous sont mobilisés pendant le repas. Ils vous permettront d'aborder la nourriture sous des angles peu habituels, de l'appréhender pleinement. Cela contribuera à vous donner un sentiment de satiété, puisque tous les sens seront comblés simultanément. Vous aurez peut-être l'impression d'avoir été cinq fois plus gourmand !

De l'importance du goût et de sa difficulté. L'obésité est souvent traitée avec le réapprentissage du goût. C'est dire si cela constitue la base du rapport avec la nourriture : c'est le contenu du message que celle-ci nous envoie lorsque nous la consommons. C'est un exercice difficile que de créer du goût, car son vecteur principal est le gras. Il faut relever le défi du goût et privilégier la qualité.

Petits exercices de méditation culinaire

« Cueillons les douceurs, nous n'avons à nous que le temps de notre vie. »

Proverbe perse

Témoignage

« Mon talon d'Achille a longtemps été ma digestion et, du même coup, mon malaise par rapport à la nourriture, qui devenait un problème. Après m'avoir fait faire de multiples examens qui ne donnaient rien, mon généraliste a fini par me conseiller des choses très simples qui ont fonctionné. Il m'a demandé de bannir la télévision de ma cuisine, où je prends la plupart de mes repas. Évidemment, l'effet fut immédiat. Comme je vis seul, au début, ce n'était pas très amusant de me retrouver seul face à ma pitance, mais vite, cela a amélioré ma digestion. Je mâchais davantage puisque j'étais concentré sur ce que je voyais : mon assiette ! De plus, comme ma nourriture était devenue ma seule distraction pendant les repas, je me suis mis à agrémenter mes assiettes de jolies couleurs, à faire des efforts sur la présentation. Alors que je mettais, avant cela, le couvert à la va-vite, j'ai commencé à décorer ma table, parfois d'un soliflore, parfois d'une jolie vaisselle, qui sinon ne sortirait jamais de la commode ! Et puis, j'avais ainsi le temps, pendant mes repas, de me retrouver seul avec moi-même, avec mon plaisir de manger, avec les goûts et la texture des bons petits plats que je finissais par me préparer. Ainsi, j'ai été assez vite beaucoup moins ballonné et manger est redevenu un plaisir. En prime, croyez-le ou non, alors que mes repas étaient plus élaborés, plus longs et peut-être même

plus caloriques, j'ai quand même perdu quelques kilos sans m'en apercevoir ! Incroyable, non ? »

Patrick, 51 ans.

Un peu de théorie

Manger, un acte si naturel que parfois, on l'oublie

Par « méditation culinaire », on entend prise de conscience de ce que l'on mange, indispensable au lâcher-prise sur les obligations multiples que l'on se crée en la matière.

Nous n'avons pas à commander le travail de nos organes durant la digestion. De même, la sensation de faim n'est pas quelque chose de réfléchi, il est difficile, au bout d'un moment, de lutter contre celle-ci. En réalité, manger peut devenir quelque chose de tout à fait machinal, sans plaisir, un simple acte biologique. C'est pourquoi, si l'on souhaite lâcher prise pour maigrir, il est nécessaire de réintroduire une vraie conscience de l'alimentation, afin de profiter de chaque bouchée comme il se doit et d'atteindre la juste satisfaction, la vraie satiété au moment opportun.

De même, il est important d'apprendre à se consacrer à cette activité pleinement, sans laisser les émotions extérieures nous envahir au moment où nous mangeons. Cela risquerait de nous faire oublier que nous mangeons et retarderait le moment de la satisfaction et de la satiété, ce qui mène en général à trop manger. Les aliments ingérés dans la contrariété seraient, semble-t-il, moins bien digérés, donc assimilés différemment de ceux consommés dans le calme.

C'est pour cela également que les nutritionnistes interdisent, par exemple, aux personnes qui souhaitent perdre du poids de regarder la télévision en même temps. Celle-ci nous met face à un trop grand nombre d'émotions, pour pouvoir nous consacrer correctement à notre repas.

Pratiquez la visualisation pour mieux vous rassasier

Pour lâcher prise avec les problèmes de poids et les questions d'alimentation, il est fondamental d'accepter l'acte de manger tel qu'il est, d'en prendre pleinement conscience.

Le premier exercice de méditation consiste à travailler sur sa sensation de faim, sa gourmandise. Choisissez un moment où vous avez faim. Comment avez-vous faim ? Quel type d'aliment vous fait le plus saliver ? Imaginez la texture et le goût de cet aliment, son apparence, ainsi que sa quantité. Visualisez-le longuement. Vous pouvez également évaluer la place que cet aliment prendra dans votre estomac, imaginer le passage dans votre système digestif. Et lorsqu'enfin, après l'avoir préparé, vous mangez cet aliment auquel vous avez tant pensé, n'hésitez pas à décomposer toutes les étapes de la digestion : mastication, déglutition, passage dans l'œsophage, l'estomac, le duodénum, l'intestin, mais aussi l'activation des glandes salivaires, du foie, du pancréas, de la vésicule biliaire... Toutes ces étapes sont souvent passées sous silence ou même tues volontairement, les bruits d'estomac ne sont pas toujours très bien tolérés en société. Pourtant, ils sont si naturels... Manger, c'est un acte qui a une signification pour moitié physiologique et pour moitié psychologique. Si vous faites quelquefois l'exercice de la digestion psychologique, que vous visualisez de l'envie de manger jusqu'au passage des aliments dans votre organisme, vous verrez que vous tirerez une satisfaction supérieure du repas.

Concentrez-vous sur le moment présent, celui du repas

Nous sommes ce que nous mangeons. C'est donc très important de respecter la nourriture que nous préparons ou que nous nous faisons servir, de la considérer avant de l'ingérer, avant que l'aliment fasse partie de notre organisme.

Pour cela, il faut ralentir le rythme des repas. En général, pressés par des obligations sociales ou professionnelles, nous mangeons tous bien trop vite pour en avoir réellement conscience. Petit truc pour donner le tempo : mangez les aliments un par un. Si vous mangez un plat de pennes à la sauce tomate, portez à votre bouche les pâtes une à une. Non seulement cela facilitera votre digestion, car vous mâcherez naturellement davantage, mais cela vous aidera aussi à ressentir la satiété plus rapidement, donc à manger selon votre strict besoin, car vous profiterez mieux de chaque bouchée et votre cerveau l'enregistrera. Enfin, et c'est important, manger les aliments un par un vous permettra, dans de nombreux plats, de ressentir les goûts isolément, donc plus intensément. Vous pourrez discerner plusieurs goûts, plusieurs textures par plat et cela jouera aussi sur votre satiété. Autre astuce, vous pouvez travailler sur la situation dans laquelle vous prenez vos repas : où êtes-vous installé ? Quelle est votre posture, quels sont vos appuis physiques pendant ce repas ? Prenez conscience de votre place dans le monde qui vous entoure. C'est nécessaire, puisqu'au cours du repas, une partie de ce monde extérieur, sous forme d'aliments, va devenir une partie de vous.

À RETENIR

La nourriture mérite d'être considérée. En effet, il est important de prendre conscience de chaque bouchée. La nourriture mérite notre considération. C'est la source de notre énergie, c'est ce qui fait battre notre cœur, nous fait respirer, mais c'est aussi la manière qui régénère notre corps et qui alimente notre cerveau. La nourriture, c'est nous, il faut vivre en harmonie avec elle.

Il faut avoir conscience de ce que nous mangeons et de la manière dont nous le mangeons. Pour pouvoir atteindre la juste satiété, au bon moment, sans trop manger, il est très important d'avoir pleinement conscience de notre faim, de nos envies et surtout de la manière dont nous nous alimentons. Textures, odeurs, goûts mais aussi formes et couleurs de la nourriture, tout est important pour atteindre la satiété.

La mise en scène a son importance. Le plaisir de manger ne passe pas seulement par l'ingestion des aliments, mais également par la mise en scène du repas : pas de télévision pour ne pas perturber nos émotions ni notre attention, une jolie table, une présentation soignée… Tout est bon pour favoriser la satisfaction et la satiété, et ne pas manger plus que ce dont nous avons besoin.

Allez au marché

« Voici l'estragon et la belle échalote
Le joli poisson de la Marie-Charlotte
Voulez-vous, pas vrai, un bouquet de lavande
Ou bien quelques œillets ?
Et par-dessus tout ça, on vous donne en étrennes
L'accent qui se promène et qui n'en finit pas. »

Gilbert Bécaud, « Les Marchés de Provence »

Témoignage

« J'ai perdu du poids quand je suis retournée vivre auprès de ma famille dans le Sud ! Incroyable… Lorsque j'ai eu ma mutation, que j'avais tant attendue, je me suis dit qu'il allait falloir faire attention aux apéritifs interminables en terrasse, aux barbecues et aux produits de la ferme toujours disponibles pour moi, grande gourmande devant l'Éternel et adepte du régime crétois arrangé à ma façon, en ajoutant quelques charcuteries et douceurs ! Eh bien, paradoxalement, les quelques kilos que j'avais accumulés pendant mes années de carrière à Paris ont fondu. Je crois savoir d'où cela vient. Déjà, j'étais beaucoup moins stressée, moins fatiguée, donc je ne grignotais plus entre les repas. Mais aussi et surtout, j'ai emménagé sur une place de village. J'y faisais mes courses au marché du samedi, invariablement. J'ai redécouvert des produits simples, je me suis remise par exemple à manger des tomates, ce qui m'était impossible à Paris, tant je les trouvais mauvaises. J'ai commencé à cuisiner chez moi, sur une base toujours très simple : huile d'olive, ail… et beaucoup de grillades, des légumes dans leur plus simple appareil, tant ils étaient savoureux et des fruits, beaucoup de fruits, dès que la saison est arrivée. J'ai commencé à acheter aussi de délicieux fromages,

dont le goût est si intense qu'une petite lichette suffit à ravir le palais. En somme, j'ai gagné en gourmandise, en convivialité, ce que j'ai perdu en stress et en bourrelets. J'y gagne, non ? »

Marie-Pierre, 36 ans.

Un peu de théorie

Découvrez la simplicité des produits

Le lâcher-prise pour maigrir peut passer, et vous avez de la chance, par une certaine simplicité. En effet, le goût des aliments se trouve dans les produits bruts, non transformés, tels que vous les trouverez au marché. De plus, ceux que vous trouverez là sont des produits commercialisés généralement par leur producteur (ou en tout cas, veillez à ce que ce soit le cas : c'est toujours indiqué), ce seront donc des produits de saison, puisque produits localement, et ils seront ainsi au meilleur de leur goût.

Les produits que vous trouverez seront souvent les meilleurs représentants de leur catégorie. Dans ce cas, pourquoi vouloir les transformer, améliorer leur goût avec une adjonction de sucre, de matière grasse ou d'autres exhausteurs de goût ? Essayez de préférer les produits nus, préparés de la manière la plus discrète possible, pour laisser toute la place à leur simple expression : cuisson à la vapeur, gril, herbes aromatiques achetées elles aussi sur le marché…

Consommer les produits dans leur plus simple appareil est important dans le lâcher-prise pour maigrir. D'abord, cela permet de minimiser les efforts pour se nourrir de manière équilibrée, il est plus facile de jouer la simplicité pour adopter une nouvelle manière de se nourrir à long terme. De plus, cela permet d'appréhender des saveurs, des textures, des odeurs fondamentales et de se concentrer sur les sensations, qui ont un pouvoir rassasiant bien plus intéressant que la quantité de nourriture ingérée.

Soyez prévoyant, essayez de planifier vos repas

Aller au marché demande cependant une certaine discipline. En règle générale, il a lieu une à deux fois par semaine au même endroit, dont une fois le week-end. Cela contraint la plupart d'entre nous, ayant une activité professionnelle, à aller faire des provisions une fois dans la semaine. Cela signifie qu'il faut, naturellement, avoir une vision d'ensemble de ce que l'on prévoit de manger dans la semaine à venir, savoir si nous aurons à faire nos repas ou si nous sortirons, etc. En bref, cela nous pousse à prendre conscience de notre manière de nous nourrir sur une semaine entière et ce n'est pas négligeable. Comme nous l'avons vu, le lâcher prise pour maigrir passe par la conscience de ce que l'on a mangé et de ce que l'on va manger sur une période longue et cela passe aussi par un certain équilibre alimentaire sur cette période. Équilibre qui se fait naturellement dès lors que l'on prévoit ses repas. Il ne viendrait à l'idée de personne de prévoir sciemment des pommes de terre et du poulet à tous les repas pendant une semaine ! Au besoin, si vous avez peur de vous laisser distraire par l'abondance des produits et que vous avez besoin d'un appui, établissez une liste de courses à l'avance, voire des menus complets si vous jouez vraiment l'organisation… Mais que cela ne vous empêche pas de partir à la découverte de produits que vous ne connaissez pas, car c'est aussi le grand intérêt du marché que d'offrir à la clientèle des aliments sortant des sentiers battus.

Soyez curieux

Les grands distributeurs (les hypers et les supermarchés) ont pour méthode d'effectuer des commandes standardisées aux producteurs qui les fournissent : 500 kg de carottes, autant de navets et de côtes de bœuf, le tout calibré selon un certain goût, une certaine forme supposée plaire au plus grand nombre et des facultés de conservation pour un stockage optimal. Les réassorts sont toujours les mêmes : les supermarchés se doivent de garantir une certaine permanence des produits dans leurs rayons et une continuité de service.

Au marché, c'est bien différent : tout y est possible. On y trouve la totalité de la production commercialisable et cela comprend parfois des produits introuvables au supermarché. Du fromage au lait cru à l'âge très avancé, des légumes anciens que vous n'aviez peut-être encore jamais goûtés, des œufs du jour, si frais qu'on pourrait les gober… L'originalité est partout au marché et avec cela, le goût.

Découvrir de nouveaux produits permet, en outre, d'élargir encore la palette des apports nutritionnels et de renforcer la variété alimentaire. Enfin, apporter à son repas des goûts toujours différents, tout en conservant la simplicité du produit brut, c'est cultiver sans cesse les joies de la découverte. Cette satisfaction permanente permet d'atteindre la satiété, sans forcément forcer sur la quantité de nourriture, que la variété remplace bien sûr avantageusement.

À RETENIR

Des produits consommés tels quels vous permettront de prendre conscience des goûts, donc de ce que vous mangez, et seront également diététiquement bien plus corrects que des produits accommodés avec des exhausteurs de goût. Préférez les cuissons simples, les assaisonnements trouvés aussi sur le marché et, évidemment, évitez tout ce qui masque le goût des produits et leur odeur naturelle.

Faites le plein pour la semaine. Non seulement cela vous évitera des allers-retours à la supérette, chronophages et coûteux, mais cela vous contraindra à envisager votre alimentation sur une semaine complète, c'est-à-dire le temps généralement pris en compte par les diététiciens pour considérer l'équilibre alimentaire. Si vous ne savez pas comment commencer, faites des listes de courses !

Découvrez d'autres aliments. Nous avons des habitudes alimentaires liées à de nombreux facteurs : habitudes familiales, goûts, connaissance des produits… Au marché, il est plus facile de découvrir de nouveaux produits que dans la grande distribution : l'offre est bien moins calibrée, le producteur propose l'ensemble de sa marchandise. Profitez-en pour élargir la palette de vos goûts.

Le sport pour se réconcilier avec son corps

« Quand le corps fonctionne, tout fonctionne ! Pas besoin d'en savoir beaucoup pour comprendre que la pratique d'un sport régulier fait autant de bien au corps qu'à la tête… »

Thibault de Maillard

Témoignage

« À 27 ans, je pesais 103 kg pour 1,63 m. Autant le dire tout de suite : dans mon rapport avec mon corps, j'avais littéralement démissionné. Non seulement je me trouvais abjecte, j'étais incapable de me regarder en face dans le miroir, mais en plus, je ne cessais de me consoler de cela, ou de m'en punir, je ne sais pas vraiment, en continuant à ingurgiter des quantités effroyables de nourriture grasse et sucrée, avachie sur mon canapé devant des émissions de télé dont je ne retirais pas grand-chose. Quand j'ai décidé de maigrir, après une grave alerte de santé, il fallait que ma démarche alimentaire aille de pair avec une activité physique un peu plus importante que mes marathons de téléréalité. Mon médecin m'a proposé de commencer par essayer la marche. Un vrai sport, avec ma corpulence… mais c'était un moyen de renouer avec le mouvement, tout en ne mettant en danger ni mon cœur, fragilisé, ni mes articulations mises à rude épreuve. Bien sûr, je n'ai pas commencé par escalader le mont Blanc, mais aller faire des emplettes plutôt à pied qu'en voiture, c'était déjà pas mal. Un kilomètre, puis deux, puis trois… pour finir, je prenais réellement plaisir à pratiquer la marche en douceur, à ressentir à nouveau ce qui pouvait

ressembler à un effort physique. J'étais bel et bien vivante, mon corps existait à nouveau pour quelque chose.

Bien sûr, j'ai encore aujourd'hui des kilos à perdre, mais le fait de réapprendre à marcher m'a aidée à enclencher la machine. »

Yvette, 31 ans.

Un peu de théorie

Un euphorisant naturel

Retrouver une activité physique souvent mise de côté permet de cesser de se focaliser sur le décompte des calories, pour privilégier la relation entre l'esprit et le corps. Une fois ce lien renoué, il est bien plus facile de perdre du poids.

Comme la consommation de produits gras et sucrés, l'activité sportive provoque la sécrétion d'endorphines (hormones du plaisir) par le cerveau. Les endorphines auraient des propriétés antidouleur et décontractantes, et elles favoriseraient non seulement un état d'esprit positif, mais aussi la disponibilité d'esprit et la capacité à se concentrer, luttant ainsi contre la fatigue nerveuse.

Le sport est donc le moyen de se sentir heureux et apaisé, et ainsi d'éviter de prendre des kilos émotionnels. C'est aussi le meilleur levier de renforcement de son estime de soi, ce qui contribue au respect de son corps et donc minimise les risques de compensation alimentaire ou de perte de contrôle.

Enfin, et c'est important, le sport provoque par définition de la fatigue physique. C'est une bonne fatigue, une fatigue saine, dans la mesure où elle épuise plutôt le corps que l'esprit. Elle s'oppose à la fatigue nerveuse, la plus fréquente dans nos sociétés sédentaires et urbanisées. Celle-ci a tendance à favoriser la qualité du sommeil et donc, paradoxalement, à nous rendre plus reposés, bien que nous fatiguant sur le moment. Le sport aide notre corps à alterner clairement périodes d'activité et de repos, et ainsi, à acquérir un rythme.

Le meilleur brûleur de calories

Afin de ne pas vous frustrer et pour éviter de trop surveiller votre alimentation, faites du sport. Cela permet d'augmenter l'élimination de calories. Or le seul phénomène capable de provoquer l'amaigrissement, c'est une dépense supérieure à l'absorption calorique. Quoi de plus logique, en voulant lâcher prise pour maigrir, que de préférer augmenter la dépense plutôt que de réduire drastiquement l'absorption ? Cela semble plus naturel.

L'avantage de la pratique du sport, dans le cadre de la perte de poids, est évident. D'abord, il permet de brûler des calories de manière accélérée. Par exemple, pour une femme de 65 kg, une heure de tennis correspond à 400 calories brûlées, alors que le métabolisme basal, c'est-à-dire les calories dépensées sans rien faire d'autre que de respirer et de maintenir son corps à une température de 37 °C, ne sera dans le même temps que de 80 calories.

De plus, la dépense calorique liée au sport n'est pas limitée au seul moment de l'effort. En effet, avec une pratique sportive, la masse musculaire augmente à moyen terme. Et plus celle-ci est importante, plus elle brûle de calories, même au repos. En bref, avoir une activité sportive régulière augmente le métabolisme et vous permet, dans une certaine mesure, de vous accorder davantage de plaisirs gourmands (toutes proportions gardées). Gare cependant à l'arrêt brusque du sport, qui peut être fatal dans l'autre sens. Nombreux sont les sportifs qui prennent énormément de poids au début de leur retraite.

Choisir le sport adapté à sa condition physique

Pour vos retrouvailles avec votre corps et vos sensations, hors de question de choisir un sport qui n'est pas adapté : vous risqueriez de vous fatiguer vite, donc de vous lasser et d'abandonner, voire de vous blesser si la reprise est trop brusque et mal dosée.

Préférez d'abord les activités qui se pratiquent en douceur : la marche est idéale. Même si elle n'est habituellement pas considérée comme un sport (sauf la marche sportive) lorsqu'elle est pratiquée au quotidien comme un moyen de déplacement, faire l'effort de marcher plutôt que de vous laisser transporter permet d'enclencher le mécanisme de l'effort. C'est d'autant plus vrai quand on est en surpoids important et que tout sport semble dangereux. Si vous allez travailler en transport en commun, descendez une ou deux stations plus tôt que d'habitude. Au lieu de prendre votre voiture pour aller acheter le pain, allez-y donc à pied. Il existe de multiples manières de se mettre à marcher.

Vous pouvez également tester les activités qui exercent à la fois le corps et l'esprit, comme le yoga. Vous en tirerez de nombreux bénéfices. D'abord, si le cours est de bon niveau, vous apprendrez à écouter vraiment votre corps. Ensuite, vous gagnerez en souplesse. Enfin, vous musclerez votre concentration et votre capacité à ne pas vous laisser submerger par les émotions. Autant d'apprentissages indispensables pour changer son rapport à la nourriture, dans la maîtrise de soi et le lâcher-prise qui permettra de maigrir.

À RETENIR

Le sport rend heureux. Cela a une explication physiologique. L'activité physique agit sur notre cerveau et inscrit notre esprit dans une dynamique positive. Nous sommes plus détendus, davantage disposés au respect de nous-mêmes. Psychologiquement, c'est un excellent moyen de se dépasser et de renforcer l'estime de soi. Il est plus facile de maigrir dans cet état d'esprit.

La dépense calorique entraîne une dynamique positive. Non seulement le sport contribue immédiatement à la dépense calorique, mais un sport pratiqué régulièrement permet à l'organisme d'augmenter son métabolisme. La dépense énergétique connaît une certaine force d'inertie. Ainsi, les besoins en énergie augmentent et on en brûle davantage, même au repos ! Un secret jalousement gardé par les sportifs…

Marche et yoga sont vos alliés ! Le choix du sport pratiqué doit être fait avec soin. Pour éviter les blessures, il vaut mieux privilégier la douceur, avec la marche d'abord, d'autant plus si l'on est en surpoids. Ensuite, pourquoi ne pas s'intéresser aux activités qui allient travail sur le corps et sur l'esprit ? Le yoga, par exemple, est un excellent apprentissage du lâcher-prise.

Privilégiez la convivialité

« En me réconciliant avec la nourriture et grâce à elle, avec moi-même, j'ai découvert un pays merveilleux fait d'échange, de patience, de sensualité, de plaisir, de création. C'est ainsi que j'ai perdu les kilos qui m'encombraient la tête et l'esprit. »

Julie Andrieu, www.julieandrieu.com

Témoignage

« Adolescente, j'ai l'impression d'avoir passé énormément de mon temps à enchaîner les régimes amincissants sans grand succès. J'étais d'une nature ronde, gourmande et c'était très difficile pour moi de contrarier mes penchants. Et puis, ce qui a changé, c'est que j'ai eu un jour mon propre appartement, ma petite cuisine et j'ai découvert ainsi que la meilleure façon de manger était de partager la nourriture avec quelques invités.

Longtemps, j'avais préféré sortir danser plutôt que de retrouver mes amis pour dîner. Grave erreur ! En fait, j'ai découvert la joie de partager un bon repas, mais aussi celle de le préparer, d'élaborer un menu dont je pense qu'il plaira à chacun des convives, d'avoir de délicates attentions pour tous et surtout, de faire partager mon plaisir et mon amour des bonnes choses. La convivialité des repas a commencé à me nourrir autant que les plats eux-mêmes. Je pense maintenant davantage à ma mise en scène, à l'achat de mes produits, à des recettes que j'ai envie de tester qu'à faire un décompte des calories que chacun va absorber et aux sacrifices que je devrai faire ensuite pour ne pas grossir ! Résultat, le plaisir prime, la culpabilité n'a plus sa place et j'ai enfin trouvé mon poids de forme. Je continue à recevoir aujourd'hui et ma cuisine s'est agrandie, ce qui me permet de voir les choses en plus grand. Mon rêve, c'est d'ouvrir un restaurant où chacun se sente chez lui, où l'on a envie de retrouver ses amis pour de longues soirées. »

Camille, 33 ans.

Un peu de théorie

Partagez, invitez

En France, il existe une véritable tradition du repas, c'est une activité sociale à part entière qui remplit l'emploi du temps de chacun. On commence par évaluer très précisément ce que l'on va acheter, en choisissant ses fournisseurs avec un grand soin lorsque l'on veut réellement se faire plaisir. Puis vient la préparation du repas, pendant laquelle on parle aussi beaucoup, ensemble, de ce que l'on va manger. De plus, on choisit les convives, la manière de faire (formelle ou décontractée), le lieu et même la position des participants à table. Bref, tout a son importance ! C'est d'autant plus vrai depuis que les émissions de télévision tournant autour de la cuisine familiale, autant que de la gastronomie, battent des records d'audience. De plus, selon une enquête de 1997 du Crédoc, les Français restent très attachés aux repas traditionnels : 80 % d'entre eux continuent à prendre le repas du soir tous ensemble au sein du foyer.

Cette convivialité ambiante présente un intérêt majeur : elle permet à chacun de savourer les plats proposés, d'en retirer des nourritures affectives réconfortantes, en complément des apports nutritionnels. De plus, cela permet de ralentir le rythme, souvent trop rapide quand on est seul, de la prise des repas.

Pour certains des nombreux adeptes du régime méditerranéen, la convivialité en est un des principes de base. Or, on a aujourd'hui les preuves de son efficacité sur la minceur, la santé et la longévité de ceux qui le pratiquent.

Mettez en scène votre repas

On ne le dira jamais assez, une jolie table, des assiettes bien dressées, des couleurs appétissantes et pourquoi pas quelques bougies jouent pour beaucoup dans le plaisir de manger et donc sur le seuil de satiété. Si l'esprit repère des couleurs, des formes, il est plus facile pour lui de se sentir rassasié qu'avec une potée informe et sans couleurs, où il ne distinguera pas forcément les aliments les uns des autres. Le cerveau n'enregistrera alors ni variété, ni plaisir et demandera alors la quantité d'aliments en remplacement de la qualité, pour envoyer son signal de satiété. En somme, signifier que l'on a mis du soin à préparer le repas et son décor, c'est aussi amplifier le plaisir que l'on en retire de manière habituelle.

Veillez aussi à être bien éclairé. Il est toujours très désagréable de ne pas voir ce que l'on a dans son assiette. Cela doit provenir d'un réflexe archaïque de méfiance face à une nourriture inconnue... mais permet aussi de mieux faire passer les informations nécessaires au cerveau, pour que celui-ci déclenche la sensation de plaisir.

De plus, mettre en scène son repas fait de celui-ci un moment à part, le rend sacré. En commençant simplement par prendre ses repas à table, on identifie bien mieux le début et la fin du repas, et entre-temps, on s'y consacre pleinement. Cela permet de mieux l'assimiler.

En alimentation comme en psychologie, le lâcher prise passe par le fait de jouir pleinement de l'instant présent et de s'y consacrer sans entraves.

Misez sur la lenteur

C'est un des secrets du lâcher-prise que d'être pleinement à l'instant et cela passe par la lenteur. Il s'agit à la fois de cuisiner lentement et de manger lentement. D'abord, cuisiner emplit les sens par anticipation. L'odorat et la vue sont sollicités. Souvent, les cuisiniers disent que le temps de préparation leur suffit à provoquer leur satiété. Manger ce qu'ils ont élaboré devient alors (presque) anecdotique et secondaire. De ce principe évident et naturel, est né un grand mouvement qui fait de plus en plus d'adeptes : le slow food. Par opposition au fast food, il privilégie une alimentation équitable, locale, soutient farouchement la biodiversité et combat la mondialisation et la normalisation du goût. La lenteur peut être temporelle, mais elle peut donc aussi être symbolique et se rapprocher de la simplicité et de la qualité évoquées plus haut.

Par ailleurs, manger lentement, savourer le plat qui a été préparé avec attention et amour est très important. On parle, on écoute et cela laisse le temps à la digestion de s'effectuer correctement. Plus pragmatiquement, on salive davantage, on mastique également davantage : le début de la digestion est enclenché dès que les aliments sont portés à la bouche. De plus, manger trop vite revient souvent à manger trop, car, on le sait maintenant, il faut un certain temps, environ une vingtaine de minutes, pour que le cerveau donne le signal de la satiété, à partir de l'instant où ce que l'estomac a reçu est suffisant.

À RETENIR

Cuisinez pour les autres. La convivialité n'a jamais eu autant le vent en poupe en France. Prendre un repas en communauté décuple le plaisir de manger. Faire la cuisine pour les autres, leur apporter ce plaisir est satisfaisant et valorisant pour soi. Cela permet aussi de mieux savourer les plats proposés et d'échanger des nourritures tout aussi affectives qu'alimentaires.

Soignez le cadre de votre repas. Mettre en scène le repas, c'est souligner tous les signaux de plaisir nécessaires au cerveau pour envoyer un message clair de satiété. En résumé, pour mincir, décorez votre table ! Plus sérieusement, cela permet de signifier que le moment du repas a quelque chose de sacré et que se nourrir en grignotant, sans cette mise en scène, n'a rien d'agréable.

Prenez le temps de cuisiner et de manger. Inspirez-vous du mouvement slow food : privilégiez la qualité et la simplicité, mais surtout, quand c'est possible, prenez le temps nécessaire pour cuisiner lentement les aliments et savourez-les avec la même lenteur. Elle est nécessaire au lâcher-prise, car elle permet de mieux digérer, d'assimiler sans difficultés et de se réconcilier avec la nourriture.

Conclusion

Cela n'est plus à démontrer, le lâcher-prise est une manière efficace de perdre du poids à long terme. D'abord, parce que vous mincirez sans nuire à votre santé et en équilibrant votre manière de manger. Ensuite, parce que cela passera par le plaisir... et un peu de bon sens. Enfin, parce que vous ne reprendrez pas les kilos perdus. Voici, pour finir, quelques conseils pratiques afin de poursuivre dans la voie du lâcher prise, qui vous permettra de retrouver un juste rapport à la nourriture et vous aidera à mincir. Faites des dînettes plutôt que des bacchanales : servez-vous dans une assiette de petite taille, type assiette à dessert, vous habituerez ainsi votre cerveau à des quantités raisonnables de nourriture, sans pour autant être frustré. Privilégiez toujours la qualité des produits plutôt que la quantité. Non seulement vos papilles vous remercieront, mais vous apprendrez en appréciant les saveurs à être plus vite rassasié et vous aurez au bout d'un certain temps naturellement tendance à moins manger. Préférez les dîners à la maison aux sorties au restaurant. Ainsi, vous ferez assurément des économies, mais vous maîtriserez aussi la préparation des produits, leur assaisonnement. Ne vous laissez pas influencer par les conseils de votre entourage : chacun a sa manière de manger, ses goûts, sa propre perception de son corps. Mincissez pour vous seul, selon votre propre idée de la marche à suivre...

Enfin, restez gourmand ! Le plaisir d'apprécier ce que l'on a dans son assiette est une chose, s'autoriser à craquer pour la religieuse appétissante exposée en vitrine en est une autre, tout aussi autorisée ! Rappelez-vous qu'une pâtisserie dégustée avec un intense plaisir est bien meilleure pour vous que celle qui est dévorée dans la culpabilité.

Auteur : Charlotte Legris

EDITIONS ESI
100, rue Petit, 75019 Paris

Imprimé en République tchèque par FINIDR

ISBN : 978-2-8226-0433-8
N° Sofedis : S572489